张东淑　邓晶晶◎主编

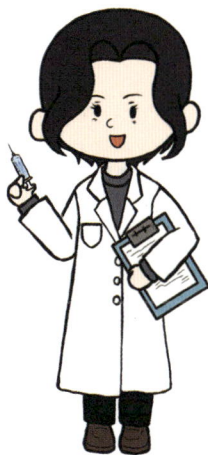

用思维导图学中医

针灸美容美形

化学工业出版社
·北京·

内容简介

本书借助现代化学习工具思维导图详解针灸美容美形。章节体例设计包括课前导读、思维导图、知识拓展、巩固提高、美容贴士，课前导读环节通过案例的方式概括本节将要介绍的大致内容，激发读者的好奇心，引人入胜；思维导图环节利用思维导图帮助读者搭建逻辑清晰的针灸美容美形知识框架，以图导记，以图促思；知识拓展环节通过疗效机制、注意事项等知识进一步扩充读者知识量；巩固提高环节作为知识考核，巩固读者学习效果；美容贴士环节包括日常提醒、防治窍门等，使阅读、学习事半功倍。本书还提供了线上资源，可丰富读者阅读情境与体验，满足多元化学习需求。

本书适用于中医、中西医结合、针灸推拿专业的学生，中医、中西医结合临床医师及从业者，以及中医爱好者。

图书在版编目（CIP）数据

针灸美容美形 / 张东淑，邓晶晶主编 . -- 北京 ：
化学工业出版社，2025. 7. --（用思维导图学中医）.
ISBN 978-7-122-48175-7

Ⅰ. R246.9

中国国家版本馆CIP数据核字第2025UD7703号

责任编辑：邱飞婵 　　　　　　　　　　装帧设计：史利平
责任校对：李　爽

出版发行：化学工业出版社（北京市东城区青年湖南街13号　邮政编码100011）
印　　装：河北尚唐印刷包装有限公司
787mm×1092mm　1/16　印张10¾　字数257千字　2025年9月北京第1版第1次印刷

购书咨询：010-64518888 　　　　　　　　售后服务：010-64518899
网　　址：http://www.cip.com.cn
凡购买本书，如有缺损质量问题，本社销售中心负责调换。

定　　价：59.80元

编写人员名单

主　编　张东淑　邓晶晶

副主编　李宝国　李　轩　陆　玲　张鑫茹

编　者　（以姓氏汉语拼音为序）

蔡思炜（南方医科大学）

陈子琦（南方医科大学）

代　檬（南方医科大学）

邓晶晶（广东药科大学附属第一医院）

杜鹏程（肇庆医学院）

韩金纯（南方医科大学）

侯嘉荟（南方医科大学）

侯雨倩（南方医科大学）

赖梓萌（南方医科大学）

李宝国（广东省第二中医院）

李　轩（南方医科大学第十附属医院）

梁淑萍（南方医科大学第十附属医院）

林颖琦（南方医科大学第十附属医院）

陆　玲（南方医科大学）

邱宏妍（南方医科大学）

石君岚（南方医科大学）

宋新月（南方医科大学）

唐　萱（南方医科大学）

袁星茹（南方医科大学第十附属医院）

张东淑（南方医科大学）

张鑫茹（南方医科大学）

郑江月（南方医科大学）

主　审　蔡立民

前　言

　　《"健康中国 2030"规划纲要》提出，健康服务产业规模计划在 2030 年达到 16 万亿元。有统计数据显示，中医药相关产业占比将达 30% ～ 40%。随着我国 GDP 的增长、全民素质的提高以及互联网的普及流行，美容行业迅速兴起。针灸美容依据中医药学知识和现代生物技术，不断创新中医非药物疗法，发挥中医适宜技术简、便、效、廉的优势，在美容基础上促进人体身心健康、延缓衰老，与现代社会人们将美与健康统一，追求健康的美、科学的美、自然的美不谋而合。作为融合传统经络学说与现代皮肤医学的创新领域，针灸美容学逐渐形成了具有东方特色的美容医学范式。

　　本书编者团队长年从事针灸美容美形的临床、教学、科研工作，擅长运用靳三针特色疗法——穴位埋线疗法、自血穴位注射疗法等治疗特应性皮炎、痤疮、黄褐斑、单纯性肥胖症、银屑病等损美性疾病。面对中医药传承与创新的时代命题，为进一步推进针灸美容学科创新与特色发展，通过可视化、数字化、智能化记录来提升中医爱好者、学习者阅读体验，既符合中医规律，又突出现代特征。"取类比象"是中医学独有的思维模式，中医传统图式符号已成为中华优秀传统文化的组成部分，本书编者团队在继承针灸美容学术思想精华的基础上，借助现代化学习工具思维导图与全新阅读模式"现代纸书"体系，满足"互联网＋"时代读者多元化阅读需求，弘扬中华优秀传统文化。

　　本书章节体例设计包括课前导读、思维导图、知识拓展、巩固提高、美容贴士，课前导读环节通过案例的方式概括本节将要介绍的大致内容，激发读者的好奇心，引人入胜；思维导图环节利用思维导图帮助读者搭建逻辑清晰的针灸美容美形知识框架，以图导记，以图促思；知识拓展环节通过疗效机制、注意事项等知识进一步扩充读者知识量；巩固提高环节作为知识考核，巩固读者学习效果；美容贴士环节包括日常提醒、防治窍门等，使阅读、学习事半功倍。本书通过在传统纸质图书上印制二维码，配套线上衍生内容资源与服务，读者在阅读纸质图书的过程中，可以扫码享用视频等深度阅读内容或增值服务。

在编写过程中，我们力求做到科学严谨与实用易懂结合。一方面，深入挖掘中医针灸的经典理论与现代研究成果，确保内容的准确性和权威性；另一方面，注重实践操作的指导，提供了大量实用的针灸美容美形方法和案例，使读者能够学以致用，真正感受到针灸带来的美丽蜕变。此外，本书还特别强调了针灸美容美形的安全性与个性化原则。在追求美丽的同时，我们必须时刻牢记健康是美的基石。因此，书中不仅介绍了针灸的基本操作方法，还强调了辨证施治的重要性，鼓励读者在专业人士的指导下进行个性化的美容美形调理。

书将付梓，衷心感谢编者们的辛勤工作，群策群力，感谢所有做出贡献的同道朋友，感谢在本书写作过程中提供协作的南方医科大学的学子们！

由于编写水平所限，书中遗漏之处在所难免，恳请广大读者批评指正！

张东淑

南方医科大学中医药学院

2025 年 4 月于广州

本书使用说明

通过案例的方式概括本节将要介绍的大致内容，激发读者的好奇心，引人入胜

课前导读

利用思维导图帮助读者搭建逻辑清晰的针灸美容美形知识框架，以图导记，以图促思

思维导图

通过疗效机制、注意事项等知识进一步扩充读者知识量

知识拓展

作为知识考核，巩固读者学习效果

巩固提高

包括日常提醒、防治窍门等，使阅读、学习事半功倍

美容贴士

配套线上资源，满足读者多元化学习需求

现代纸书

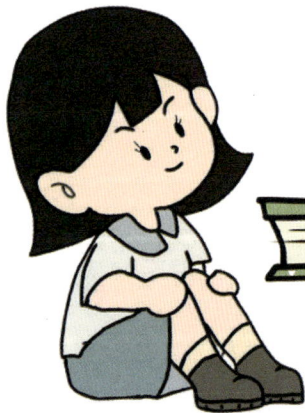

目·录

第一部分 针灸美容美形概述

第一章　针灸美容美形的理论基础与发展 ⸻⸻⸻ **2**

1 《黄帝内经》的美容观——现代针灸理论及技术指导 ⸻ 3

2 针灸美容美形科学内涵——经络实质与腧穴特点研究 ⸻ 9

3 针灸美容美形思路方法——皮肤形体健美与精神面貌 ⸻ 14

4 针灸美容美形病因病机——调治于内而美于外 ⸻ 19

5 针灸美容美形相关学科——多学科交叉融合 ⸻ 24

6 针灸美容美形发展趋势——传承与创新并举 ⸻ 29

第二章　针灸美容美形的临床应用与特点 ⸻⸻⸻ **34**

1 穴位经络显奇效——针灸美容美形的原理 ⸻ 35

2 美容美形多面手——针灸美容美形的适应证 ⸻ 40

3 简便易行方法多——针灸美容美形的方法 ⸻ 46

4 疗效持久少反弹——针灸美容美形的效果 ⸻ 52

5 安全可靠痛苦小——针灸美容美形的安全性 ⸻ 57

6 治疗时机慎选择——针灸美容美形的注意事项 ⸻ 62

第二部分 针灸美容美形实战

第三章　针灸面部美容 ⸻⸻⸻ **68**

1 告别"苹果脸"——面部肥胖 ⸻ 69

2 做战"痘"英雄——痤疮 ⸻ 74

3 焕发眼周光彩——眼袋 ⸻ 79

4 不想做"黄脸婆"——面黄 ⸻ 84

5 跟"熊猫眼"说拜拜——黑眼圈 89

6 要下班也要"下斑"——黄褐斑 94

第四章　针灸美形抗衰 **99**

1 《热辣滚烫》话你知——单纯性肥胖症 100

2 "头"等大事不容小觑——脱发 106

3 黑头发飘起来——白发 111

4 让衰老隐形——皱纹 116

5 给皮肤解渴——皮肤干燥 121

6 恢复健康活力——衰老 126

第五章　针灸疗法治疗损美性疾病 **131**

1 跟恼人的瘙痒说再见——特应性皮炎 132

2 无法治愈的牛皮癣？——银屑病 137

3 扫除身上雪花——白癜风 142

4 祛除皮肤尴尬——扁平疣 147

5 畅享呼吸自由——过敏性鼻炎 152

6 别拿累不当病——慢性疲劳综合征 157

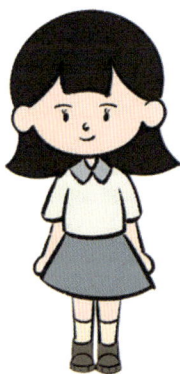

小美(15岁)
青春期女性

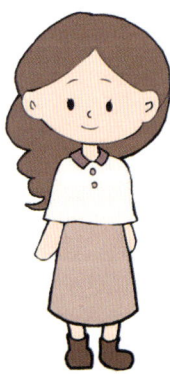

容小姐(28岁)
孕产期女性

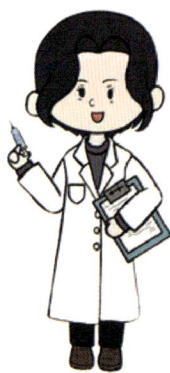

甄医生
擅长运用靳三针特色
疗法论治损美性疾病

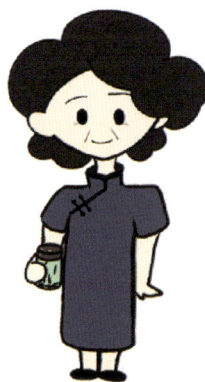

梅姨(50岁)
更年期女性

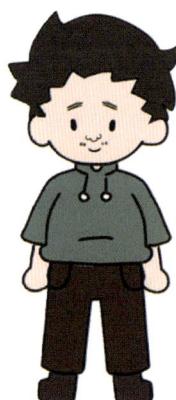

刑先生(40岁)
中年男性

第一部分

针灸美容美形概述

第一章

针灸美容美形的理论基础与发展

1 《黄帝内经》的美容观——现代针灸理论及技术指导

课前导读

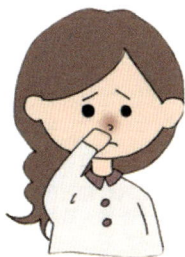

甄医生，我听说三伏天灸快要开始了，我想预约三伏天灸治疗。

您好，请问您希望通过三伏天灸改善什么不适症状呢？

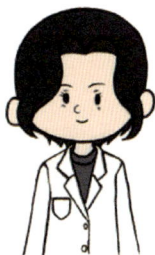

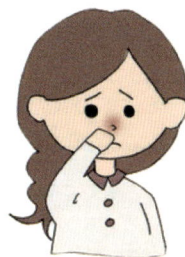

我有过敏性鼻炎，早上起床打喷嚏比较多。有时冬天鼻炎发作，白天上班时会不断地流鼻涕，影响工作，严重时把鼻子都擦破皮了。可以用三伏天灸治疗吗？

可以，冬天寒冷空气的刺激容易诱发过敏性鼻炎，所表现出的鼻塞、流涕、鼻痒、喷嚏等症状不仅影响正常工作学习，还影响美观。冬病夏治是《黄帝内经》提出的治疗原则。夏季天气炎热时治疗冬天容易诱发或加重的疾病，效果较好，也可起到"治未病"的作用。

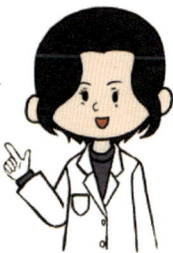

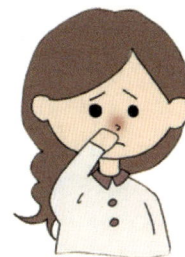

原来是这样，今天听您讲了，才明白了三伏天灸的道理，谢谢医生！

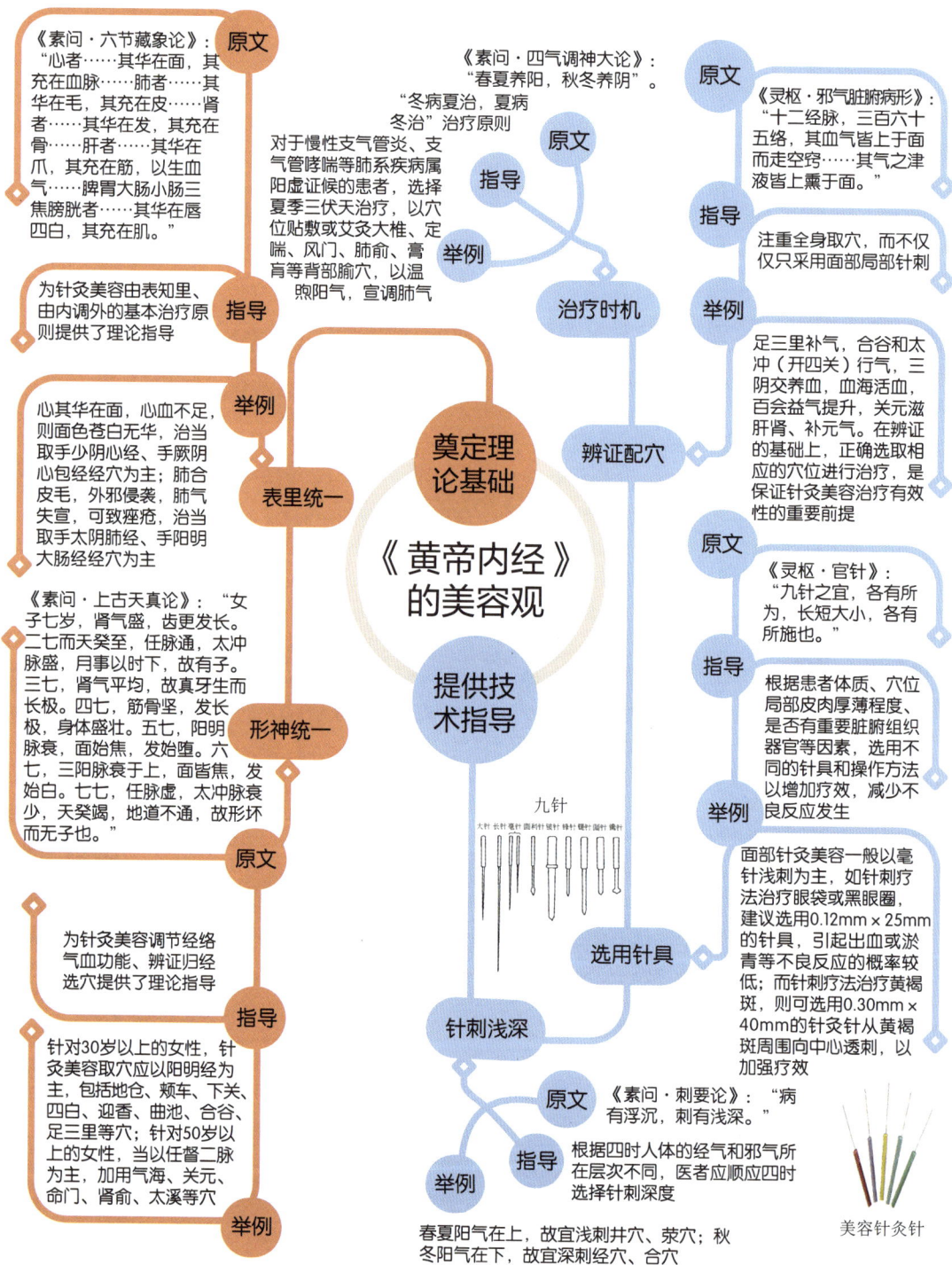

思维导图

《素问·六节藏象论》："心者……其华在面，其充在血脉……肺者……其华在毛，其充在皮……肾者……其华在发，其充在骨……肝者……其华在爪，其充在筋，以生血气……脾胃大肠小肠三焦膀胱者……其华在唇四白，其充在肌。" — **原文**

指导 — 为针灸美容由表知里、由内调外的基本治疗原则提供了理论指导

举例 — 心其华在面，心血不足，则面色苍白无华，治当取手少阴心经、手厥阴心包经经穴为主；肺合皮毛，外邪侵袭，肺气失宣，可致痤疮，治当取手太阴肺经、手阳明大肠经经穴为主

表里统一

《素问·上古天真论》："女子七岁，肾气盛，齿更发长。二七而天癸至，任脉通，太冲脉盛，月事以时下，故有子。三七，肾气平均，故真牙生而长极。四七，筋骨坚，发长极，身体盛壮。五七，阳明脉衰，面始焦，发始堕。六七，三阳脉衰于上，面皆焦，发始白。七七，任脉虚，太冲脉衰少，天癸竭，地道不通，故形坏而无子也。"

形神统一

原文

指导 — 为针灸美容调节经络气血功能、辨证归经选穴提供了理论指导

举例 — 针对30岁以上的女性，针灸美容取穴应以阳明经为主，包括地仓、颊车、下关、四白、迎香、曲池、合谷、足三里等穴；针对50岁以上的女性，当以任督二脉为主，加用气海、关元、命门、肾俞、太溪等穴

《素问·四气调神大论》："春夏养阳，秋冬养阴"。"冬病夏治，夏病冬治"治疗原则 — **原文**

指导

举例 — 对于慢性支气管炎、支气管哮喘等肺系疾病属阳虚证候的患者，选择夏季三伏天治疗，以穴位贴敷或艾灸大椎、定喘、风门、肺俞、膏肓等背部腧穴，以温煦阳气，宣调肺气

治疗时机

奠定理论基础

《黄帝内经》的美容观

提供技术指导

辨证配穴

《灵枢·邪气脏腑病形》："十二经脉，三百六十五络，其血气皆上于面而走空窍……其气之津液皆上熏于面。" — **原文**

指导 — 注重全身取穴，而不仅仅只采用面部局部针刺

举例 — 足三里补气，合谷和太冲（开四关）行气，三阴交养血，血海活血，百会益气提升，关元滋肝肾、补元气。在辨证的基础上，正确选取相应的穴位进行治疗，是保证针灸美容治疗有效性的重要前提

《灵枢·官针》："九针之宜，各有所为，长短大小，各有所施也。" — **原文**

指导 — 根据患者体质、穴位局部皮肉厚薄程度、是否有重要脏腑组织器官等因素，选用不同的针具和操作方法以增加疗效，减少不良反应发生

举例 — 面部针灸美容一般以毫针浅刺为主，如针刺疗法治疗眼袋或黑眼圈，建议选用0.12mm×25mm的针具，引起出血或淤青等不良反应的概率较低；而针刺疗法治疗黄褐斑，则可选用0.30mm×40mm的针灸针从黄褐斑周围向中心透刺，以加强疗效

选用针具

九针

大针 长针 毫针 圆利针 锓针 锋针 鍉针 圆针 镵针

美容针灸针

针刺浅深

《素问·刺要论》："病有浮沉，刺有浅深。" — **原文**

指导 — 根据四时人体的经气和邪气所在层次不同，医者应顺应四时选择针刺深度

举例 — 春夏阳气在上，故宜浅刺井穴、荥穴；秋冬阳气在下，故宜深刺经穴、合穴

脏腑与美容的关系

《黄帝内经》将五官分属五脏：鼻为肺之窍、目为肝之窍、口为脾之窍、舌为心之窍、耳为肾之窍。指出人体是一个有机整体，面部色泽、不同区域，形体官窍都与五脏密切相关，如发生异常皆可从五脏论治，若五脏功能失调也可通过面部色泽与五官表现于外。基于此理论，在临证中可根据不同部位出现的异常反应测知内脏的病变，为治疗提供依据。如酒渣鼻初期多为肺热上熏于鼻，故以清肺之法治之。口唇苍白干燥多与脾虚有关，宜从补益脾胃入手治疗。

鼻　　目　　　　　　　　　　　　　　口　　舌　　耳

肺　　肝　　　　　　　　　　　　　　脾　　心　　肾

经络与美容的关系

《灵枢·邪气脏腑病形》曰："十二经脉，三百六十五络，其血气皆上于面而走空窍。"说明头面五官依赖十二经脉气血的濡养，与经络循行关系紧密。头面部不仅是手足三阳经循行交接的部位，手足三阴经、奇经八脉也与头面部相通。

通过按摩、针灸等手法刺激面部经络，可以促进气血运行，改善面部肤色，减少皱纹和色斑等。如根据经脉循行路线，手太阳小肠经既到达"目外眦"，又到达"目内眦"，与目联系密切；按摩手太阳小肠经的穴位后溪有缓解视疲劳、减少眼周皱纹的效果。手阳明大肠经在面部循行，"上夹鼻孔"；面神经炎属于常见的损美性疾病，会出现鼻唇沟变浅等症状，可针刺大肠经的合谷进行治疗。

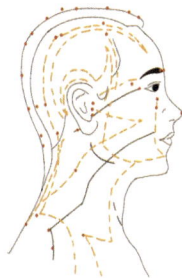

头部经络图

养生与美容的关系

1.起居有常，顺其自然

《素问·上古天真论》曰："上古之人，其知道者，法于阴阳，和于术数，食饮有节，起居有常，不妄作劳，故能形与神俱，而尽终其天年，度百岁乃去。"指出延缓容颜衰老就要培养有规律的生活习惯，起居有常，并顺应季节气候的变化。

2.精神愉快，情志和调

《素问·阴阳应象大论》提出"圣人为无为之事，乐恬惔之能，从欲快志于虚无之守，故寿命无穷，与天地终，此圣人之治身也"，即陶冶性情，精神愉悦，不仅可以避免疾病的发生，而且还能减少因情志刺激给容颜带来的衰老痕迹。

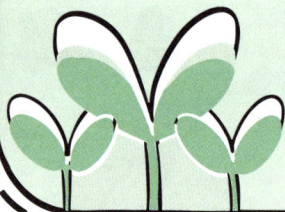

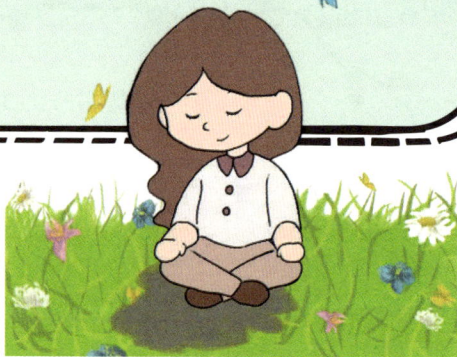

巩固提高

1. 根据《黄帝内经》将五官分属五脏的理论，以下哪项不正确？（单选）
A. 鼻为肺之窍
B. 目为肝之窍
C. 耳为脾之窍
D. 舌为心之窍

2. 以下关于《黄帝内经》对针灸美容的理论和技术指导，哪项不正确？（单选）
A. 为针灸美容由表知里、由内调外的基本治疗原则提供了理论指导
B. 为针灸美容调节经络气血功能、辨证归经选穴提供了理论指导
C. 注重面部局部针刺，不需全身取穴以减轻患者疼痛
D. 根据四时人体的经气和邪气所在层次不同，医者应顺应四时选择针刺深度

3. 《黄帝内经》为针灸美容提供了理论基础和技术指导，以下哪些说法正确？（多选）
A. 对于慢性支气管炎、支气管哮喘等肺系疾病属阳虚证候的患者，选择夏季三伏天治疗
B. 关元滋肝肾、补元气，临证配伍应用可加强针灸美容效果
C. 对 30 岁以上的女性，针灸美容取穴当以任督二脉为主，加用气海、关元、命门、肾俞、太溪等穴
D. 面色苍白无华，治当取手少阴心经、手厥阴心包经经穴为主

4. 根据《黄帝内经》为针灸美容提供了技术指导，以下关于选用针具的说法，哪些正确？（多选）
A. 根据患者体质、穴位局部皮肉厚薄程度、是否有重要脏腑组织器官等因素，选用不同的针具和操作方法以增加疗效，减少不良反应发生
B. 针刺疗法治疗眼袋或黑眼圈，建议选用 0.12mm×25mm 的针具，引起出血或淤青等不良反应的概率较低
C. 面部针灸美容一般以毫针浅刺为主
D. 针刺疗法治疗黄褐斑，则可选用 0.30mm×40mm 的针灸针从黄褐斑周围向中心透刺，以加强疗效

5. 根据《素问·六节藏象论》，以下哪些正确？（多选）
A. 心者……其华在面，其充在血脉
B. 肺者……其华在毛，其充在皮
C. 肾者……其华在发，其充在骨
D. 脾者……其华在爪，其充在筋，以生血气

扫码获取
穴位视频
专题知识
速记歌诀
参考答案

美容贴士

《黄帝内经》中的人体审美观

1.形态美

《灵枢·逆顺肥瘦》着眼于形体的肥瘦、肤色的深浅和体质的强弱，将人分为肥人、壮人、瘦人、常人和壮士五类。

肥人："年质壮大……肤革坚固"。即体格魁梧、皮肤坚实。

壮人："广肩腋项，肉薄厚皮而黑色，唇临临然"。即肩宽颈长、肤色深而厚、口唇肥大。

瘦人："皮薄色少，肉廉廉然，薄唇"。即肤色浅而薄、口唇肉少。

常人："端正"。即形体五官端正、形体胖瘦适中。

壮士："坚肉缓节，监监然"。即肌肉结实、关节舒缓、强壮有力。

以上五类人中，尤以常人形态为最美。

2.容貌美

《素问·脉要精微论》曰："赤欲如白裹朱，不欲如赭；白欲如鹅羽，不欲如盐；青欲如苍璧之泽，不欲如蓝；黄欲如罗裹雄黄，不欲如黄土；黑欲如重漆色，不欲如地苍。"指出无论哪种颜色皆以明润光泽、含蓄不露为正常颜色。《黄帝内经》认为这种面色是有神、有胃气之征象，说明脏腑精气充盛。

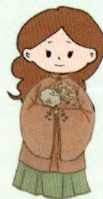
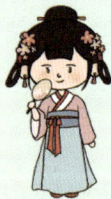

形态美　　　容貌美

2 针灸美容美形科学内涵——经络实质与腧穴特点研究

课前导读

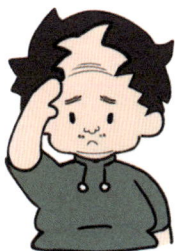

甄医生，上周我第一次在您这里做针刺治疗脱发，针刺头顶的穴位时出现明显的酸胀麻的感觉，我这几天感觉睡眠变好了。

这种酸麻重胀的感觉称为"得气"，得气就容易取得更好的针灸治疗效果。

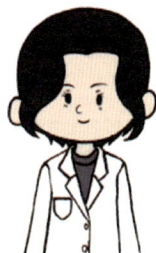

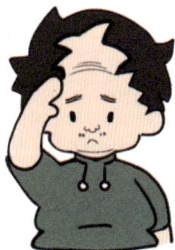

原来是这样，那当时治疗时有一两个穴位好像感觉没有那么明显的反应，是为什么呢？

穴位的敏感度与疾病病情、穴位部位、患者体质等因素均有关。针灸治疗会选择敏感穴、阳性反应点进行治疗，这样有助于治疗疾病，针灸治疗脱发等损容性疾病更是如此。

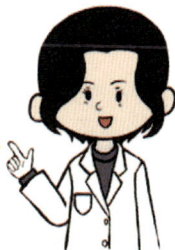

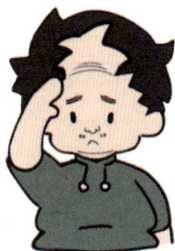

那我理解了，今天继续治疗，如果有什么感觉我及时告知您。

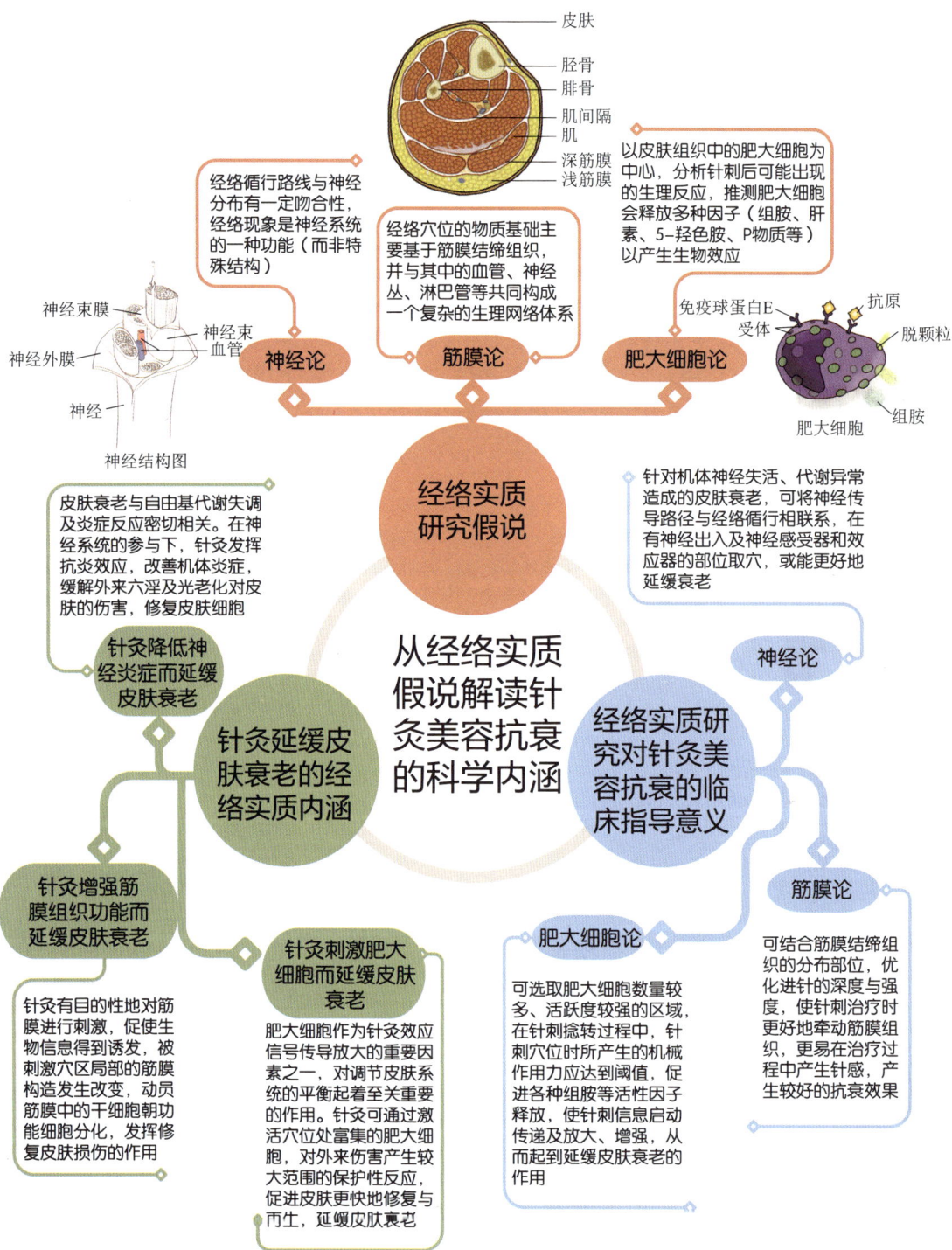

皮肤
胫骨
腓骨
肌间隔
肌
深筋膜
浅筋膜

经络循行路线与神经分布有一定吻合性，经络现象是神经系统的一种功能（而非特殊结构）

经络穴位的物质基础主要基于筋膜结缔组织，并与其中的血管、神经丛、淋巴管等共同构成一个复杂的生理网络体系

以皮肤组织中的肥大细胞为中心，分析针刺后可能出现的生理反应，推测肥大细胞会释放多种因子（组胺、肝素、5-羟色胺、P物质等）以产生生物效应

神经束膜
神经束膜血管
神经外膜
神经
神经结构图

免疫球蛋白E受体
抗原
脱颗粒
肥大细胞
组胺

神经论

筋膜论

肥大细胞论

经络实质研究假说

针对机体神经失活、代谢异常造成的皮肤衰老，可将神经传导路径与经络循行相联系，在有神经出入及神经感受器和效应器的部位取穴，或能更好地延缓衰老

皮肤衰老与自由基代谢失调及炎症反应密切相关。在神经系统的参与下，针灸发挥抗炎效应，改善机体炎症，缓解外来六淫及光老化对皮肤的伤害，修复皮肤细胞

针灸降低神经炎症而延缓皮肤衰老

针灸延缓皮肤衰老的经络实质内涵

从经络实质假说解读针灸美容抗衰的科学内涵

经络实质研究对针灸美容抗衰的临床指导意义

神经论

筋膜论

针灸增强筋膜组织功能而延缓皮肤衰老

针灸刺激肥大细胞而延缓皮肤衰老

肥大细胞论

可结合筋膜结缔组织的分布部位，优化进针的深度与强度，使针刺治疗时更好地牵动筋膜组织，更易在治疗过程中产生针感，产生较好的抗衰效果

针灸有目的性地对筋膜进行刺激，促使生物信息得到诱发，被刺激穴区局部的筋膜构造发生改变，动员筋膜中的干细胞朝功能细胞分化，发挥修复皮肤损伤的作用

肥大细胞作为针灸效应信号传导放大的重要因素之一，对调节皮肤系统的平衡起着至关重要的作用。针灸可通过激活穴位处富集的肥大细胞，对外来伤害产生较大范围的保护性反应，促进皮肤更快地修复与再生，延缓皮肤衰老

可选取肥大细胞数量较多、活跃度较强的区域，在针刺捻转过程中，针刺穴位时所产生的机械作用力达到阈值，促进各种组胺等活性因子释放，使针刺信息启动传递及放大、增强，从而起到延缓皮肤衰老的作用

知识拓展

腧穴特性规律及其对针灸美容施术的指导

1.腧穴的"结构性"

腧穴是人体具备特殊功能和作用的特殊结构。

（1）腧穴可被感知、验证与检测。病理状态下的腧穴局部常有压痛、脱屑、条索、结节等病理表现，针灸美容施术时选用上述阳性反应点或敏感穴作为主穴能够取得更佳疗效。

（2）腧穴具有明显的电学与光学特性。临床上可使用穴位探测仪等帮助选取穴位，提供诊断依据，指导针灸美容治疗。

2.腧穴的"循经性"

腧穴经过刺激后会出现循经感传现象，如腧穴所属经脉循行路线麻、痒、热、痛、抽搐、蚁行等感觉或循经皮肤病现象。

（1）腧穴—经络—脏腑相关。针灸美容不仅注重局部选穴施术，还应通过腧穴局部阳性反应点或敏感穴探知经络、脏腑病变，调整经络、脏腑功能。

（2）腧穴不是孤立的，或在经，或不在经者，必为络之所聚。针灸美容需重视刺激穴位时出现的"得气"反应或"气至"现象，实为经络发挥传导感应的体现。

3.腧穴的"立体性"

腧穴除了具有体表的定位关系外，尚存在立体层次关系。

（1）腧穴大体是包含皮肤、肌肉、淋巴、血管、神经等在内的三维立体结构。针灸美容效应的产生，体表取穴准确与否固然重要，更需遵循针刺的方向、角度与深度，艾灸的灸量等，方能达到"气至而有效"。

（2）不同刺激条件下，腧穴或可表现为局部、远端、全身等不同效应。针灸美容施术的针具和手法会明显影响疗效，需根据病情、患者体质等因素选择。

4.腧穴的"动态性"

腧穴处于动态变化之中，当机体脏腑发生病变时，病理信息会反应在相关穴位上，刺激这些病理反应点，可疏通经脉、调和气血。

（1）病理状态下，腧穴具有动态化、个体化、敏化等特点。针灸美容临床施用要抓住腧穴敏化的特点，循按、揣摩具有"敏态"的穴位，更易提高疗效。

（2）强调腧穴的"病理反应性""相对特异性""个体差异性"。针灸美容取穴过程中需尤其强调爪、切、按、压等"揣穴"方法的运用，以探查最佳施术处。

巩固提高

1. 以下关于针灸美容常用腧穴的说法，哪项不正确？（单选）
A. 关元为下焦病要穴，强壮要穴，可轻身健体、延缓衰老
B. 百会为全身祛风退热要穴，可防治便秘、祛痘退疹
C. 三阴交为妇科病要穴，滋阴活血要穴，可荣润肌肤、安神助眠
D. 足三里为调理脾胃要穴，强壮保健要穴，可提高免疫、延缓衰老

2. 根据腧穴特性规律研究，以下说法哪项不正确？（单选）
A. 腧穴—经络—脏腑相关
B. 病理状态下的腧穴局部常有压痛、脱屑、条索、结节等病理表现
C. 不同刺激条件下，腧穴效应相同
D. 腧穴大体是包含皮肤、肌肉、淋巴、血管、神经等在内的三维立体结构

3. 关于经络实质假说，以下哪些说法正确？（多选）
A. 神经论——经络循行路线与神经分布有一定吻合性，经络现象是神经系统的一种功能（而非特殊结构）
B. 筋膜论——经络穴位的物质基础主要基于筋膜结缔组织，并与其中的血管、神经丛、淋巴管等共同构成一个复杂的生理网络体系
C. 肥大细胞论——以皮肤组织中的肥大细胞为中心，分析针刺后可能出现的生理反应，推测肥大细胞会释放多种因子（组胺、肝素、5-羟色胺、P物质等）以产生生物效应
D. 以上均不正确

4. 关于腧穴的特性，以下哪些说法正确？（多选）
A. 腧穴的"结构性"——腧穴是人体具备特殊功能和作用的特殊结构
B. 腧穴的"循经性"——腧穴经过刺激后会出现循经感传现象
C. 腧穴的"立体性"——腧穴除了具有体表的定位关系外，尚存在立体层次关系
D. 腧穴的"动态性"——腧穴处于动态变化之中，当机体脏腑发生病变时，病理信息会反应在相关穴位上

5. 关于针灸延缓皮肤衰老的经络实质内涵的说法，以下哪些正确？（多选）
A. 针灸降低神经炎症而延缓皮肤衰老
B. 针灸增强筋膜组织功能而延缓皮肤衰老
C. 针灸促进淋巴细胞分化而延缓皮肤衰老
D. 针灸刺激肥大细胞而延缓皮肤衰老

扫码获取
▶ 穴位视频
▶ 专题知识
▶ 速记歌诀
▶ 参考答案

美容贴士

可轻身健体、延缓衰老

下焦病要穴，强壮要穴

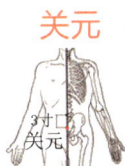

关元

3寸 关元

可提高免疫、延缓衰老

调理脾胃要穴，强壮保健要穴

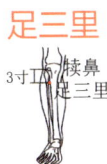

足三里

3寸 犊鼻
足三里

可荣润肌肤、安神助眠

妇科病要穴，滋阴活血要穴

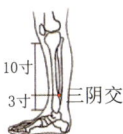

三阴交

10寸
3寸 三阴交

可防治子宫脱垂、胃下垂、安神助眠

定眩安神、升阳举陷要穴

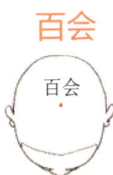

百会

百会

可防治便秘、祛痘退疹

全身祛风退热要穴

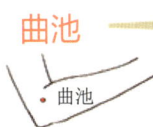

曲池

曲池

可抗炎消肿、祛痘退疹

清泻血热要穴

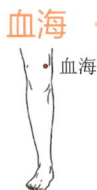

血海

血海

针灸美容抗衰要穴

太阳

太阳

可消除眼周水肿、疲劳

清利头目要穴

四白

四白

可防治眼袋松弛、明目

目疾要穴，保护视力要穴

颊车

颊车

可瘦脸消肿

齿痛要穴

天突

天突

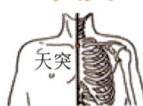

可刺激甲状腺，加速新陈代谢

甲状腺疾患要穴

颧髎

颧髎

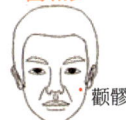

可治疗口眼歪斜、祛斑美颜

面部疾患要穴

中脘

4寸 中脘
4寸

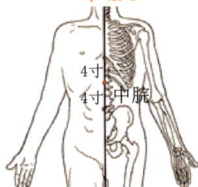

可抑制食欲、防治肥胖

脾胃病证要穴

③ 针灸美容美形思路方法——皮肤形体健美与精神面貌

课前导读

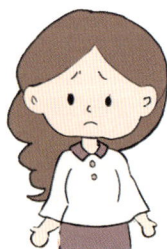

医生，我听身边的女性朋友们议论25岁后就要开始养生抗衰老了，是这样吗？

中医早在《黄帝内经》中就对人体生长发育衰老的过程做了描述，一般认为女性在28岁左右身体最为强壮，35岁左右开始出现气血衰弱、面容憔悴、头发脱落等衰老变化。

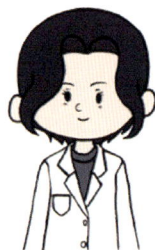

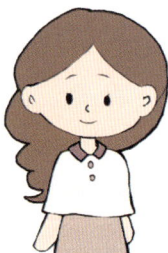

这样呀，那我今年28岁，身体是最强壮的时候，就不用担心了。

虽然身体处于最强健的年龄，中医认为也要遵循天人相应、防治未病的方法，谨慎调养，才能较好地抵御自然衰老的进程。

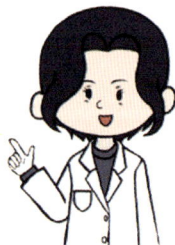

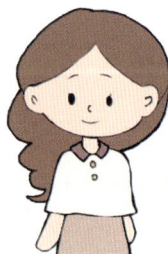

好的，我今后会多使用中医美容的方法，希望能够少生病、常年轻。

《素问·四气调神大论》云"春夏养阳,秋冬养阴"——顺应天时——重视季节气候变化对人体的影响,春夏维护阳气的生发,秋冬维护阴气的潜藏——春夏多灸气海、关元以调动阳气的生发;秋冬多灸涌泉、太溪,具有引火归原的作用

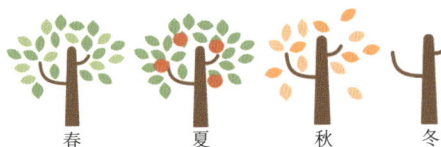

春　夏　秋　冬

天人相应
与顺应自然

《素问·阴阳应象大论》云"审其阴阳,以别柔刚,阳病治阴,阴病治阳,定其血气,各守其乡"——辨证论治——男人以肾气为本,以气为用;女人以肝血为本,以血为用——男子宜补肾填精,壮阳为主;女子需重视疏肝补血,调理月经

整体观念
与辨证施治

针灸美容美
形的思路方法

形神合一
与注重调神

《灵枢·本神》云"凡刺之法,必先本于神"——注重调神——损美性疾病对患者的心理会产生影响——对于焦虑不安的患者可配合定神针,对于情绪郁闷的患者可配合郁三针,对于心神不宁的患者可配合手智针

防治未病
与美容抗衰

《素问·上古天真论》:"女子……四七,筋骨坚,发长极,身体盛壮。五七,阳明脉衰,面始焦,发始堕。六七,三阳脉衰于上,面始焦,发始白。七七,任脉虚,太冲脉衰少,天癸竭,地道不通,故形坏而无子也。"——美容抗衰——女性美容抗衰宜在35岁开始,抵御自然衰老进程——此年龄段女子要重视健脾和胃,补益气血

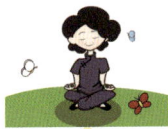

知识拓展

针灸美容美形的理念与体现

1.皮肤润泽有赖气血滋养

肝主藏血，脾主统血，为气血生化之源，肌肤的色泽、充盈、弹性、营养情况与肝、脾功能密切相关。故损美性疾病具有体质易感性，如血瘀体质的患者好发痤疮、黄褐斑和肥胖等疾患，调理血瘀质多选肝脾两经穴位或调理肝脾功能的穴位为主，如肝俞、脾俞、膈俞、期门、血海、三阴交、太冲。肝俞、脾俞可调理肝脾功能；膈俞为血会，有补气补血、活血的作用；"气为血之帅"，期门、太冲为足厥阴肝经穴位，可疏肝理气；血海为足太阴脾经穴，能养血调血、活血化瘀，是治疗各种血病之要穴；三阴交为肝脾肾三阴经交会穴，滋阴养血之要穴；诸穴合用，达到调整肝脾功能、疏通经络、调理气血、祛瘀生新的目的，使气血和调、腠理得养、肤色光泽。

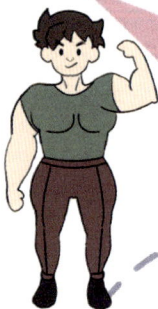

形体健美

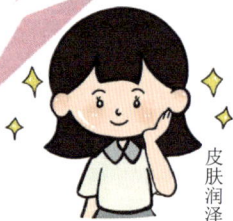

皮肤润泽

2.形体健美需要元气充盛

元气是生命的原动力，人的生长发育和衰老都与之息息相关，其由肾中肾气、脾胃后天水谷之气和肺中清气所组成，分布于全身各处。先天之气和后天之气互根强壮，才能延缓衰老，使形体美持久。脾胃论代表人物李东垣也提出"养生当实元气"的思想，针灸美容可选关元、气海、中脘、脾俞、胃俞等穴，补肾益精，健脾益气，使元气充盛，形体健美。

3.神识敏捷需要精神和调

《灵枢·大惑论》云"五脏六腑之精气，皆上注于目而为之精"，心情愉悦、脏腑功能健康协调方能使眉目流转，顾盼有神。性格心理也是外在美的另一种体现。损美性疾病影响外在的美观，外表的不完美或多或少会对患者的心理产生影响，因此针灸美容美形需注重对患者心神的调理。对于焦虑不安的患者可针刺定神针，对于情绪郁闷的患者可针刺郁三针，对于心神不宁的患者可针刺手智针。

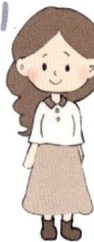

神识敏捷

巩固提高

1. 根据"形神合一"对损美性疾病的影响，以下治疗方法哪项不正确？（单选）
   A. 对于焦虑不安的患者可针刺定神针
   B. 对于情绪郁闷的患者可针刺郁三针
   C. 对于心神不宁的患者可针刺手智针
   D. 对于睡眠不佳的患者可灸足三里

2. 以下哪些属于针灸美容美形的思路方法？（多选）
   A. 天人相应与顺应自然
   B. 整体观念与辨证施治
   C. 防治未病与美容抗衰
   D. 形神合一与注重调神

3. 根据"天人相应"的针灸美容思路方法，以下哪些说法正确？（多选）
   A. 春夏多灸气海、关元以调动阳气的生发
   B. 秋冬多灸涌泉、太溪，具有引火归原的作用
   C. 男子宜补肾填精，壮阳为主
   D. 女子需重视疏肝补血，调理月经

4. 以下关于《素问·上古天真论》的解读，哪些正确？（多选）
   A. 女性美容抗衰宜在 35 岁开始，抵御自然衰老进程
   B. 女子 35 ~ 42 岁要重视健脾和胃，补益气血
   C. 女性 28 岁左右身体最为强壮，表现为筋骨强健有力，头发生长茂盛
   D. 女性 49 岁开始形体衰老，失去生育能力

5. 关于针灸美容美形的理念，以下哪些说法正确？（多选）
   A. 皮肤润泽有赖气血滋养
   B. 毛发坚固有赖肾气充盛
   C. 形体健美需要元气充盛
   D. 神识敏捷需要精神和调

扫码获取
▶ 穴位视频
▶ 专题知识
▶ 速记歌诀
▶ 参考答案

靳三针常用调神穴组

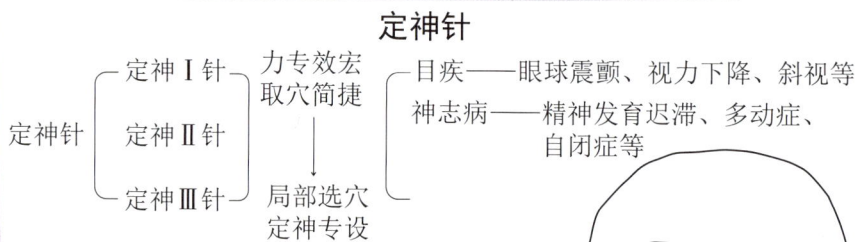

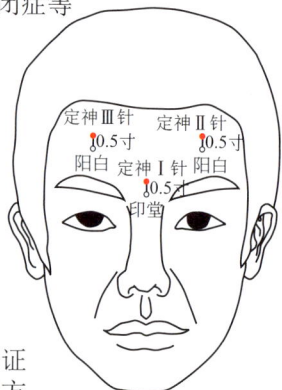

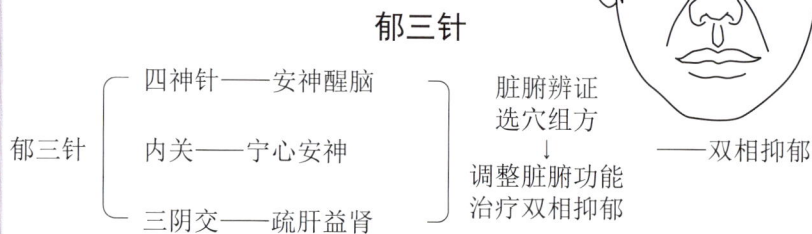

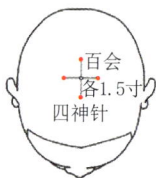

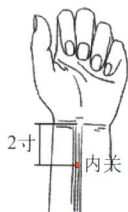

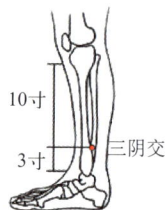

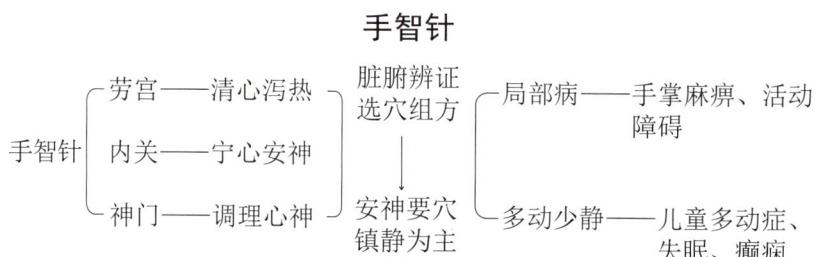

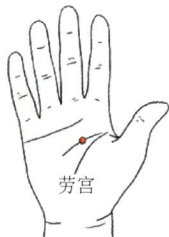

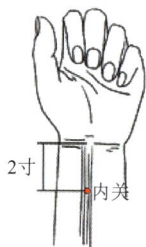

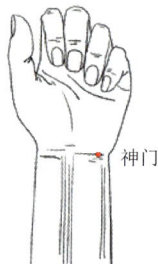

定神针

定神针 ｛ 定神Ⅰ针 定神Ⅱ针 定神Ⅲ针 ｝ — 力专效宏 取穴简捷 ↓ 局部选穴 定神专设 ｛ 目疾——眼球震颤、视力下降、斜视等 神志病——精神发育迟滞、多动症、自闭症等 ｝

定神Ⅲ针 定神Ⅱ针
　0.5寸　　 0.5寸
阳白 定神Ⅰ针 阳白
　　　0.5寸
印堂

郁三针

郁三针 ｛ 四神针——安神醒脑 内关——宁心安神 三阴交——疏肝益肾 ｝ 脏腑辨证 选穴组方 ↓ 调整脏腑功能 治疗双相抑郁 ——双相抑郁

百会
各1.5寸
四神针

2寸　内关

10寸
3寸　三阴交

手智针

手智针 ｛ 劳宫——清心泻热 内关——宁心安神 神门——调理心神 ｝ 脏腑辨证 选穴组方 ↓ 安神要穴 镇静为主 ｛ 局部病——手掌麻痹、活动障碍 多动少静——儿童多动症、失眠、癫痫 ｝

劳宫

2寸　内关

神门

④ 针灸美容美形病因病机——调治于内而美于外

课前导读

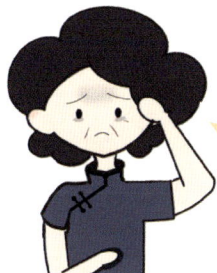

医生，我经常容易觉得劳累，吃饭稍有不慎比如过饱就会腹胀、嗳气，这些年感觉面部皮肤比较松弛，皮肤干燥。

根据您的描述，结合您的舌脉特点，从中医病因判断属于脾胃虚衰引起的倦怠乏力、运化无力、肌肤晦暗松弛等。

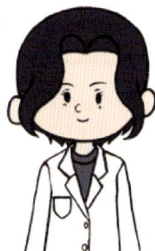

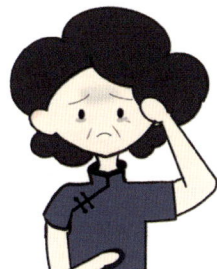

脾胃虚弱是什么原因引起的呢？

通常与长期不良的生活习惯或饮食习惯有关，如偏好甜食、辛辣或油腻食物，这些食物容易加重脾胃的运化负担。此外，思虑过度或长期从事超出个人体力、脑力负荷的工作也是常见原因。

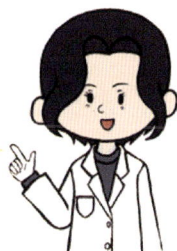

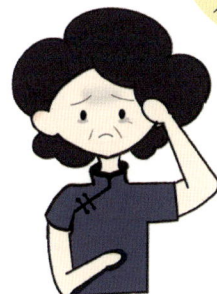

明白了医生，我可以采用针灸的方法调理脾胃虚弱吧？

可以的，针灸通过调理内在病因来治疗外在疾病，可起到抗衰驻颜的效果。

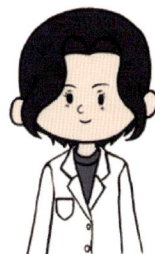

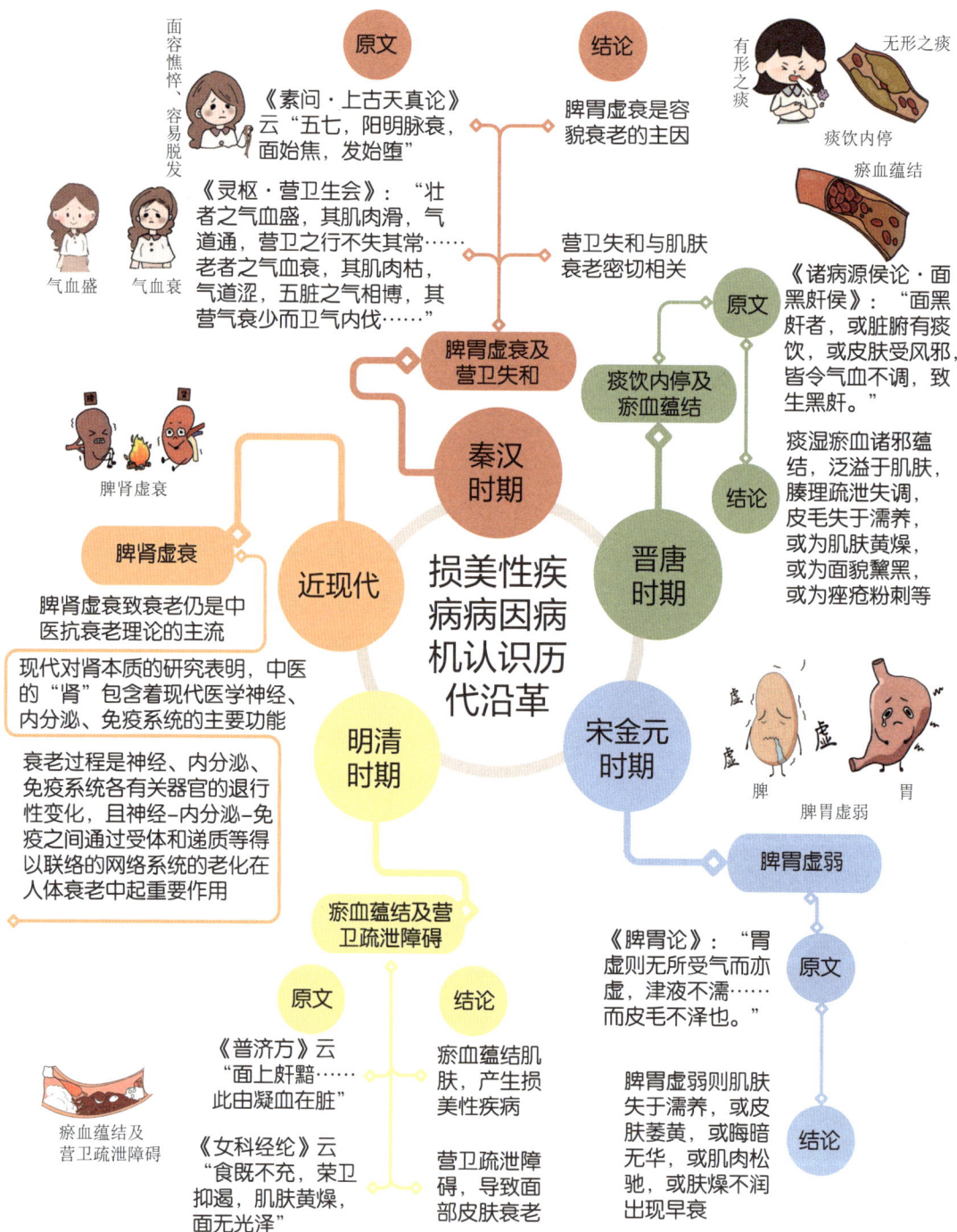

思维导图

损美性疾病病因病机认识历代沿革

秦汉时期

脾胃虚衰及营卫失和

原文

《素问·上古天真论》云"五七，阳明脉衰，面始焦，发始堕"

《灵枢·营卫生会》："壮者之气血盛，其肌肉滑，气道通，营卫之行不失其常……老者之气血衰，其肌肉枯，气道涩，五脏之气相搏，其营气衰少而卫气内伐……"

面容憔悴、容易脱发

气血盛　气血衰

结论

脾胃虚衰是容貌衰老的主因

营卫失和与肌肤衰老密切相关

晋唐时期

痰饮内停及瘀血蕴结

有形之痰　无形之痰

痰饮内停
瘀血蕴结

原文

《诸病源候论·面黑皯候》："面黑皯者，或脏腑有痰饮，或皮肤受风邪，皆令气血不调，致生黑皯。"

结论

痰湿瘀血诸邪蕴结，泛溢于肌肤，腠理疏泄失调，皮毛失于濡养，或为肌肤黄燥，或为面貌黧黑，或为痤疮粉刺等

宋金元时期

脾胃虚弱

虚　虚

脾　胃

脾胃虚弱

原文

《脾胃论》："胃虚则无所受气而亦虚，津液不濡……而皮毛不泽也。"

结论

脾胃虚弱则肌肤失于濡养，或皮肤萎黄，或晦暗无华，或肌肉松驰，或肤燥不润出现早衰

明清时期

瘀血蕴结及营卫疏泄障碍

瘀血蕴结及营卫疏泄障碍

原文

《普济方》云"面上皯黯……此由凝血在脏"

《女科经纶》云"食既不充，荣卫抑遏，肌肤黄燥，面无光泽"

结论

瘀血蕴结肌肤，产生损美性疾病

营卫疏泄障碍，导致面部皮肤衰老

近现代

脾肾虚衰

脾肾虚衰

脾肾虚衰致衰老仍是中医抗衰老理论的主流

现代对肾本质的研究表明，中医的"肾"包含着现代医学神经、内分泌、免疫系统的主要功能

衰老过程是神经、内分泌、免疫系统各有关器官的退行性变化，且神经-内分泌-免疫之间通过受体和递质等得以联络的网络系统的老化在人体衰老中起重要作用

知识拓展

损美性疾病主因——内伤脾胃

元气是人体生命活动的原动力，若"脾胃之气既伤，而元气亦不能充，而诸病之所由生也"。脾胃为精气升降之枢纽，若"清气不升，浊气不降，清浊相干，乱于胸中，使周身气血逆行而乱"。由此看来，脾胃损伤就会导致元气不足、精气升降失常而产生各种疾病。而所患内在疾病可以直接导致损美性疾病的发生。引起脾胃损伤的原因主要有三种。

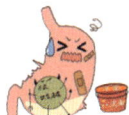

饮食失节

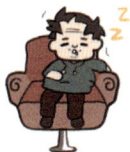

劳逸过度

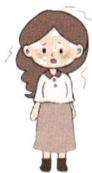

精神刺激

1.饮食失节

饮食是人体摄入营养、维持机体生命活动的必要条件。若饮食失宜、饥饱失常、饮食偏嗜就会引起损美性疾病。

（1）陈自明《妇人大全良方》曰："饮食不充，荣卫凝涩，肌肤黄燥，面不光泽。"若过饥则出现面色苍白，皮肤干涩、粗糙、弹性降低、无光泽，毛发干枯等症。

（2）《素问·痹论》曰："饮食自倍，肠胃乃伤。"若过饱使水湿潴留，溢于肌肤而为水肿；或湿热内生，壅滞肌肤则使人肥胖。

（3）《素问·五脏生成》曰："多食咸，则脉凝泣而变色；多食苦，则皮槁而毛拔；多食辛，则筋急而爪枯；多食酸，则肉胝皱而唇揭；多食甘，则骨痛而发落。"若饮食偏嗜则导致不同的损美性疾病发生，如偏食辛辣或鱼腥油腻，易面生粉刺、酒渣鼻；过食肥甘，易脱发、肥胖、体臭。

2.劳逸过度

（1）《素问·举痛论》曰："劳则气耗。"若劳力过度，则气少力衰，面色萎黄，四肢倦怠，皮肤皱纹，上胞下垂；劳心过度，阴血暗耗，则心脾两虚，面部憔悴，口唇淡白；房劳过度，肾精亏耗，则面色晦暗，毛发稀疏、脱落。

（2）《素问·宣明五气》曰："久卧伤气，久坐伤肉。"若过度安逸则脾胃功能减弱，气机不畅，血行迟缓，则肌肉衰痿，或水谷精微化为痰湿浊脂蓄积体内而为肥胖。

3．精神刺激

《素问·阴阳应象大论》曰："怒伤肝""喜伤心""思伤脾""忧伤肺""恐伤肾"。突然、强烈或长期持久的精神刺激会导致人体脏腑功能失调、疾病发生。许多损美性疾病的产生或加重都与精神刺激密切相关，如黄褐斑、白癜风、白发、脱发等。

巩固提高

1.《素问·上古天真论》云"五七，阳明脉衰，面始焦，发始堕"，提示什么？（单选）
A. 脾胃虚衰是容貌衰老的主因
B. 营卫失和与肌肤衰老密切相关
C. 痰湿瘀血诸邪蕴结，皮毛失于濡养导致肌肤衰老
D. 营卫疏泄障碍，导致面部皮肤衰老

2. 以下关于损美性疾病病因病机认识历代沿革的说法，哪些正确？（多选）
A. 秦汉时期——脾胃虚衰及营卫失和
B. 晋唐时期——痰饮内停及瘀血蕴结
C. 宋金元时期——脾胃虚弱
D. 明清时期——瘀血蕴结及营卫疏泄障碍

3. 损美性疾病主因"内伤脾胃"的原因包括哪些？（多选）
A. 饮食失节
B. 劳逸过度
C. 精神刺激
D. 外感六淫

4. 关于饮食失节引起脾胃损伤，以下哪些说法正确？（多选）
A. 过饥易出现面色苍白，皮肤干涩、粗糙、弹性降低、无光泽，毛发干枯等症
B. 过饱则或发为水肿；或湿热内生，壅滞肌肤使人肥胖
C. 过食肥甘，易脱发、肥胖、体臭
D. 偏食辛辣或鱼腥油腻，易面生粉刺、酒渣鼻

5. 关于劳逸过度引起脾胃损伤，以下哪些说法正确？（多选）
A. 劳力过度，则气少力衰，面色萎黄，四肢倦怠，皮肤皱纹，上胞下垂
B. 劳心过度，阴血暗耗，则心脾两虚，面部憔悴，口唇淡白
C. 劳神过度，则脾胃气机不畅，水谷精微化为痰湿蓄积体内而为肥胖
D. 房劳过度，肾精亏耗，则面色晦暗，毛发稀疏、脱落

扫码获取
▶ 穴位视频
▶ 专题知识
▶ 速记歌诀
▶ 参考答案

调理脾胃——美容驻颜

1.益气

常用穴位——足三里（调理脾胃要穴，强壮保健要穴）。

【定位】在小腿前外侧，当犊鼻下3寸，距胫骨前缘一横指。

【主治】
- 近治作用——下肢疾患，如下肢瘫痪、膝痛等
- 远治作用——胃肠病，如胃痛、呕吐、呃逆、腹痛、泄泻、便秘
- 特殊作用——强壮保健，如体虚瘦弱、心悸、气短

【刺灸法】直刺1.0～2.0寸。

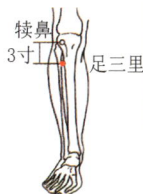

2.祛湿

常用穴位——阴陵泉（水湿证要穴）。

【定位】在小腿内侧，当胫骨内侧髁后下方凹陷处。

【主治】
- 近治作用——膝痛、下肢痿痹
- 远治作用——水湿证，如腹胀、水肿、泄泻、小便不利或失禁

【刺灸法】直刺1.0～1.5寸。

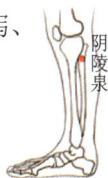

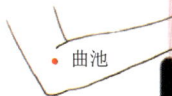

3.清热

常用穴位——曲池（全身祛风退热要穴）。

【定位】屈肘成直角时，当肘横纹外侧端与肱骨外上髁连线中点。

备注：前臂微屈时，位于尺泽与肱骨外上髁连线的中点。大幅度曲肘时，正当肘横纹的外侧端。

【主治】
- 近治作用——上肢痿痹、手臂肿痛
- 远治作用——胃肠病，如腹痛、吐泻；热证，如咽喉肿痛、发热；皮肤病，如风疹、湿疹
- 特殊作用——高血压

【刺灸法】直刺1.0～1.5寸。

⑤ 针灸美容美形相关学科——多学科交叉融合

课前导读

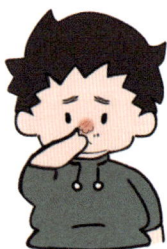

医生，我从小就容易过敏，小时候有鼻炎，天气变化时经常打喷嚏、流鼻涕，最近搬新家后症状似乎加重了，皮肤还经常痒，起风团，实在受不了就吃了一些抗过敏药，结果过一段时间又不行了，听说您这里可以治疗。

根据您的病史和症状描述，初步判断您可能患有过敏性疾病。遗传和接触环境有害物质都是过敏性疾病发作和加重的原因。

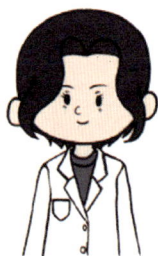

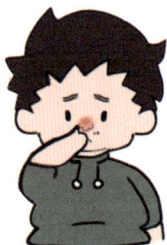

可能是的，我爸爸也有鼻炎和皮肤问题，也不清楚可以去哪里找医生看。

过敏性疾病的诊疗涉及皮肤、呼吸、耳鼻咽喉、风湿免疫等多学科。针灸疗法中有一种特色疗法，叫做自血穴位注射疗法，可以通过个体化免疫调节治疗过敏性疾病。我们需要先给您做血清总IgE、细胞因子七项等相关检查以进一步确诊。

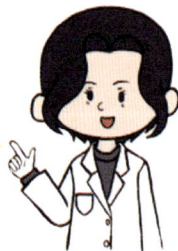

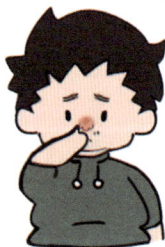

好的，医生，明白了，我先去做检查。

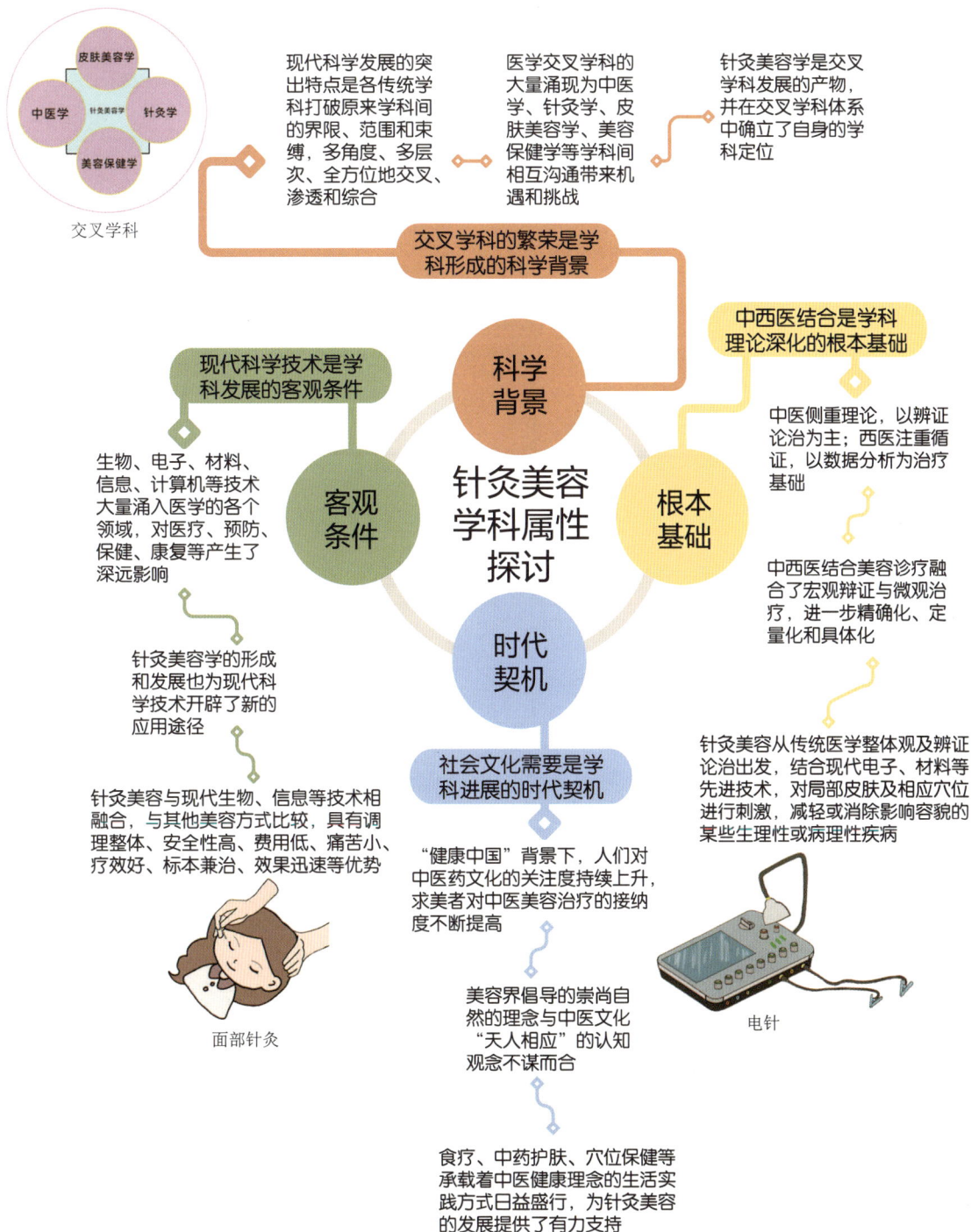

思维导图

交叉学科

皮肤美容学

中医学　　针灸美容学　　针灸学

美容保健学

现代科学发展的突出特点是各传统学科打破原来学科间的界限、范围和束缚，多角度、多层次、全方位地交叉、渗透和综合

医学交叉学科的大量涌现为中医学、针灸学、皮肤美容学、美容保健学等学科间相互沟通带来机遇和挑战

针灸美容学是交叉学科发展的产物，并在交叉学科体系中确立了自身的学科定位

交叉学科的繁荣是学科形成的科学背景

中西医结合是学科理论深化的根本基础

现代科学技术是学科发展的客观条件

针灸美容学科属性探讨

科学背景

客观条件

根本基础

时代契机

生物、电子、材料、信息、计算机等技术大量涌入医学的各个领域，对医疗、预防、保健、康复等产生了深远影响

中医侧重理论，以辨证论治为主；西医注重循证，以数据分析为治疗基础

针灸美容学的形成和发展也为现代科学技术开辟了新的应用途径

中西医结合美容诊疗融合了宏观辩证与微观治疗，进一步精确化、定量化和具体化

针灸美容与现代生物、信息等技术相融合，与其他美容方式比较，具有调理整体、安全性高、费用低、痛苦小、疗效好、标本兼治、效果迅速等优势

社会文化需要是学科进展的时代契机

针灸美容从传统医学整体观及辨证论治出发，结合现代电子、材料等先进技术，对局部皮肤及相应穴位进行刺激，减轻或消除影响容貌的某些生理性或病理性疾病

"健康中国"背景下，人们对中医药文化的关注度持续上升，求美者对中医美容治疗的接纳度不断提高

面部针灸

美容界倡导的崇尚自然的理念与中医文化"天人相应"的认知观念不谋而合

电针

食疗、中药护肤、穴位保健等承载着中医健康理念的生活实践方式日益盛行，为针灸美容的发展提供了有力支持

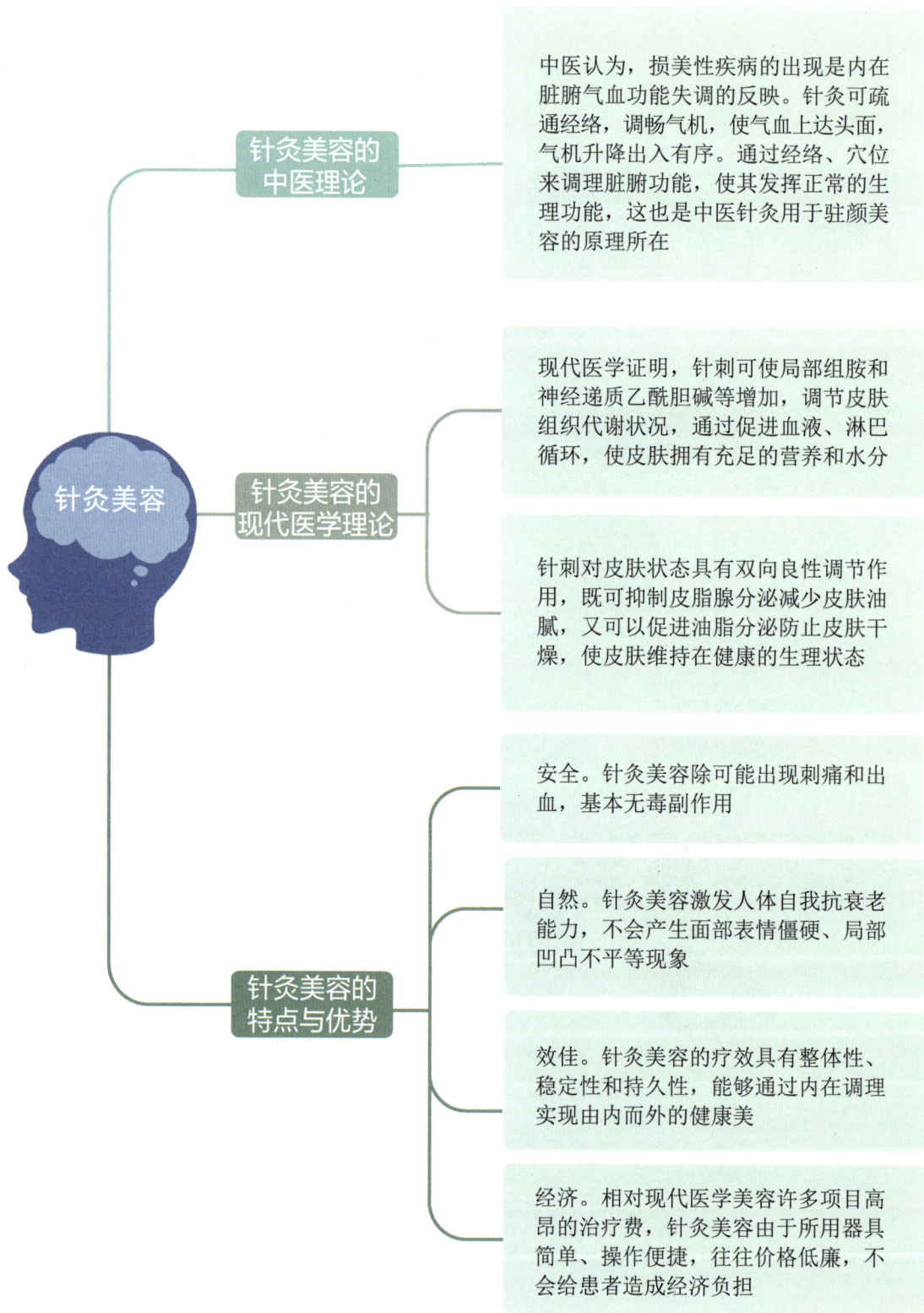

针灸美容的中医理论

中医认为，损美性疾病的出现是内在脏腑气血功能失调的反映。针灸可疏通经络，调畅气机，使气血上达头面，气机升降出入有序。通过经络、穴位来调理脏腑功能，使其发挥正常的生理功能，这也是中医针灸用于驻颜美容的原理所在

针灸美容

针灸美容的现代医学理论

现代医学证明，针刺可使局部组胺和神经递质乙酰胆碱等增加，调节皮肤组织代谢状况，通过促进血液、淋巴循环，使皮肤拥有充足的营养和水分

针刺对皮肤状态具有双向良性调节作用，既可抑制皮脂腺分泌减少皮肤油腻，又可以促进油脂分泌防止皮肤干燥，使皮肤维持在健康的生理状态

针灸美容的特点与优势

安全。针灸美容除可能出现刺痛和出血，基本无毒副作用

自然。针灸美容激发人体自我抗衰老能力，不会产生面部表情僵硬、局部凹凸不平等现象

效佳。针灸美容的疗效具有整体性、稳定性和持久性，能够通过内在调理实现由内而外的健康美

经济。相对现代医学美容许多项目高昂的治疗费，针灸美容由于所用器具简单、操作便捷，往往价格低廉，不会给患者造成经济负担

巩固提高

1. 以下关于针灸美容现代医学理论的说法，哪项不正确？（单选）

A. 针灸可疏通经络，调理脏腑功能

B. 针刺可使局部组胺和神经递质乙酰胆碱等增加

C. 针刺可调节皮肤组织代谢状况

D. 针刺对皮肤状态具有双向良性调节作用

2. 关于磁极针疗法治疗肌肤老化症的说法，以下哪项不正确？（单选）

A. 治疗肌肤松弛可在面部松弛部位选择局部经穴针刺

B. 磁极针的进针手法、针刺方向、留针时间均同毫针，要求有酸、麻、困、胀等针感

C. 选用同极性或异极性磁极针，针尖通常朝上

D. 在眼部应用时，可用直刺或斜刺，留针期间为防止出血，一般不要求行针

3. 针灸美容学包括以下哪些学科内容？（多选）

A. 中医学

B. 针灸学

C. 皮肤美容学

D. 美容保健学

4. 针灸美容的特点与优势包括以下哪些方面？（多选）

A. 安全。针灸美容除可能出现刺痛和出血，基本无毒副作用

B. 自然。针灸美容激发人体自我抗衰老能力，不会产生面部表情僵硬、局部凹凸不平等现象

C. 效佳。针灸美容的疗效具有整体性、稳定性和持久性，能够通过内在调理实现由内而外的健康美

D. 经济。针灸美容由于所用器具简单、操作便捷，往往价格低廉，不会给患者造成经济负担

5. 关于自血穴位注射疗法治疗痤疮，以下说法哪些正确？（多选）

A. 主穴选背三针（风门、大杼、肺俞）

B. 抽取自身静脉血后不即刻注入穴位，需要加入药物一并注射

C. 由岭南针灸新学派创始人靳瑞教授创立

D. 具有简、便、廉、效的特点

扫码获取
▶ 穴位视频
▶ 专题知识
▶ 速记歌诀
▶ 参考答案

美容贴士

中西医结合针灸美容美形技术临证应用

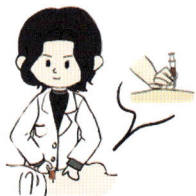
自血穴位注射

1.自血穴位注射疗法治疗痤疮

（1）主穴：背三针（风门、大杼、肺俞）。

（2）操作：用注射器抽取患者自身静脉血5～10mL，即刻注射入上述穴位，每穴注射0.8～1.0mL，每周治疗1次，4次为1个疗程，2个疗程后评价疗效。

（3）作用：20世纪60年代，岭南针灸新学派创始人靳瑞教授创立"自血穴位注射"疗法。2008年8月，国家中医药管理局办公室公布了"自血穴位注射配合放血疗法治疗痤疮技术"为46个基层常见多发病种中医药适宜技术推广项目之一（国中医药办发〔2008〕38号），具有简、便、廉、效的特点。

2.穴位埋线疗法治疗单纯性肥胖症

（1）主穴：肥三针（中脘、带脉、足三里）。

（2）操作：严格消毒，持针埋线，胶布敷贴。1个月治疗1次，3～5次1个疗程。

（3）作用：与传统针刺比较，具有以线代针，针线双效；刺激持久，疗效巩固；操作简便，就诊次数少；精选组穴，注重敏感穴四方面特点与优势。治疗单纯性肥胖症可起到抑制食欲、增加基础代谢率的作用。

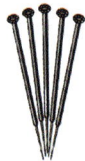
穴位埋线针

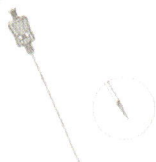
磁极针

3.磁极针疗法治疗肌肤老化症

（1）选穴：治疗肌肤松弛可在面部松弛部位选择局部经穴针刺，并在松弛局部阿是穴加强针刺。

（2）操作：选择同极性或异极性磁极针，针尖通常朝上。针刺皱纹局部经穴时，针尖可沿局部经络或肌肉的走向进针。磁极针的进针手法、针刺方向、留针时间均同毫针，但不要求有酸、麻、困、胀等针感。在眼部应用时，可用直刺或斜刺，留针期间为防止出血，一般不要求行针。

（3）作用：磁极针是在中医经络和人体生物磁学等理论指导下，采用永磁合金材料研制成的一种新型功能性针灸针。磁极针由于针体纤细，针刺时对患者的刺激比较轻，患者易于接受；而且不受腧穴的限制，在面部应用比较灵活。比如在治疗眼部疾病时，磁极针可以在上下眼睑各针刺6～8穴，可以明显地增强疗效。同时，针刺和磁疗的协同作用也有益于提高疗效。

6 针灸美容美形发展趋势——传承与创新并举

课前导读

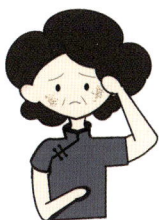

医生，我想跟您咨询，针灸治疗黄褐斑效果好吗？

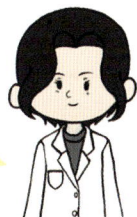

针灸治疗黄褐斑采用局部与整体治疗相结合的治疗措施，内调外治，疗效持久。

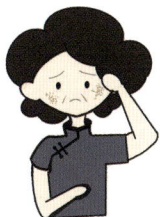

我在网上看到很多新方法，哪些效果好呢？

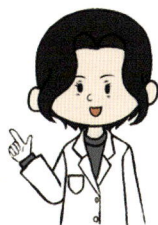

针灸美容将传统中医理论与现代技术手段相结合，治疗黄褐斑常用的新技术有穴位埋线疗法、微针疗法、磁极针疗法等，根据这些技术的操作特点与作用原理，疗效也各有特点。

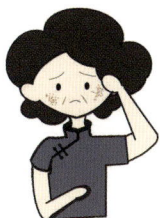

好的，医生，明白了，您看看我的情况使用哪种方法治疗更合适吧。

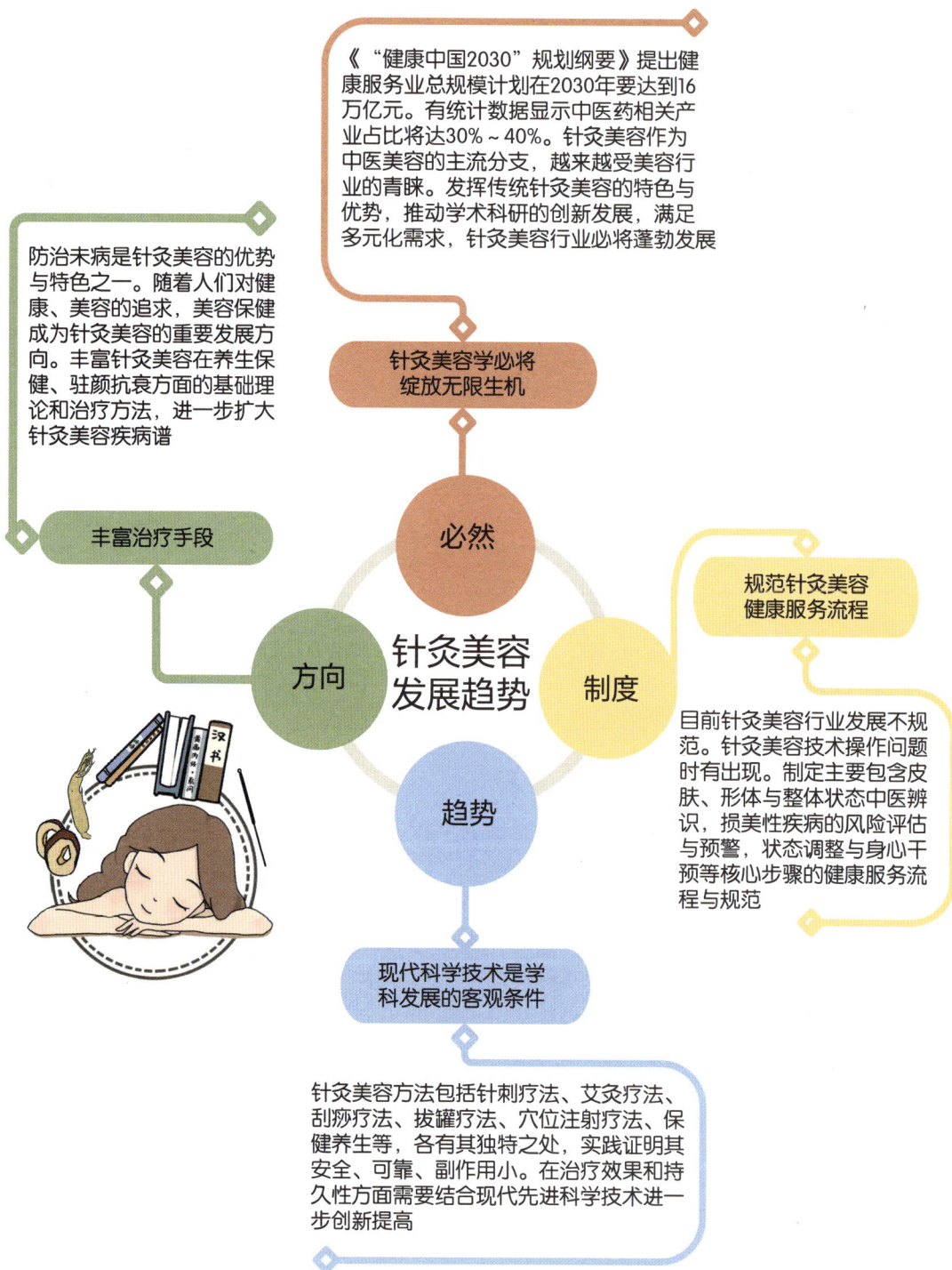

思维导图

《"健康中国2030"规划纲要》提出健康服务业总规模计划在2030年要达到16万亿元。有统计数据显示中医药相关产业占比将达30%～40%。针灸美容作为中医美容的主流分支，越来越受美容行业的青睐。发挥传统针灸美容的特色与优势，推动学术科研的创新发展，满足多元化需求，针灸美容行业必将蓬勃发展

防治未病是针灸美容的优势与特色之一。随着人们对健康、美容的追求，美容保健成为针灸美容的重要发展方向。丰富针灸美容在养生保健、驻颜抗衰方面的基础理论和治疗方法，进一步扩大针灸美容疾病谱

针灸美容学必将绽放无限生机

丰富治疗手段

必然

规范针灸美容健康服务流程

方向

针灸美容发展趋势

制度

目前针灸美容行业发展不规范。针灸美容技术操作问题时有出现。制定主要包含皮肤、形体与整体状态中医辨识，损美性疾病的风险评估与预警，状态调整与身心干预等核心步骤的健康服务流程与规范

趋势

现代科学技术是学科发展的客观条件

针灸美容方法包括针刺疗法、艾灸疗法、刮痧疗法、拔罐疗法、穴位注射疗法、保健养生等，各有其独特之处，实践证明其安全、可靠、副作用小。在治疗效果和持久性方面需要结合现代先进科学技术进一步创新提高

知识拓展

针灸疗法治疗面部常见损美性疾病的研究进展

1.黄褐斑

皮损区磁极针排刺，配合针刺合谷、曲池、血海、三阴交等穴。

面部刮痧疗法按皮肤纹理走行刮拭皮肤并进行面部穴位点按，皮损区重点刮拭。

耳穴疗法、穴位埋线疗法、背俞穴刺络拔罐疗法、面部阿是穴隔姜灸等多种方法临床效果较满意。

针灸疗法治疗黄褐斑的某些疗效机制已被证实，如提高超氧化物歧化酶（SOD）的活性、改变血液流变学、调节雌激素的分泌等。

黄褐斑

2.皱纹

针刺疗法以皱纹最深处为阿是穴，配攒竹、丝竹空、足三里等。

对鱼尾纹区施以滚轮微针疗法，对体表局部行水平、垂直及斜对角方向的往返滚动，以局部潮红、伴散在出血点为度。

磁极针疗法是沿皱纹方向平刺或斜刺进针后，依据磁极一正一负的顺序在皱纹局部处排刺，配印堂、四关（双合谷双太冲）、足三里等。

穴位埋线疗法与刮痧疗法也是针灸祛皱常用方法。

皱纹

3.痤疮

针罐结合治疗，面部取穴以阳明经和太阳经穴位为主，配合体针辨证取穴，拔针后用火罐在皮损处闪罐至面部潮红。

痤疮局部经穴针刺，配合背俞穴穴位埋线。

自血穴位注射疗法以背三针为主穴，配痤疮皮损局部阿是穴。

研究表明，针灸疗法通过降低血清雄激素水平、减少皮脂的分泌、调整中重度痤疮患者机体免疫失衡状态治疗痤疮。

痤疮

![巩固提高] **巩固提高**

1. 以下哪项不属于针灸美容方法？（单选）
A. 针刺疗法
B. 艾灸疗法
C. 气功
D. 刮痧疗法

2. 以下关于规范针灸美容健康服务流程的说法，哪项不正确？（单选）
A. 针灸美容技术规范不利于技术多样性发展
B. 制定包含皮肤、形体与整体状态中医辨识规范
C. 规范状态调整与身心干预等核心步骤的健康服务流程
D. 规范损美性疾病的风险评估与预警

3. 关于黄褐斑的针灸美容研究进展，以下哪些说法正确？（多选）
A. 于皮损区行磁极针排刺，并针刺合谷、曲池、血海、三阴交等穴
B. 面部刮痧疗法按皮肤纹理走行刮拭皮肤并进行面部穴位点按，皮损区重点刮拭
C. 可选择耳穴疗法、穴位埋线疗法、背俞穴刺络拔罐疗法、面部阿是穴隔姜灸等多种方法
D. 针灸疗法通过提高超氧化物歧化酶（SOD）的活性、改变血液流变学、调节雌激素的分泌等治疗黄褐斑

4. 关于针灸疗法祛皱的研究进展，以下哪些说法正确？（多选）
A. 针刺疗法以皱纹最深处作为阿是穴，配攒竹、丝竹空、足三里等
B. 对鱼尾纹区施以滚轮微针疗法，对体表局部行水平、垂直及斜对角方向的往返滚动
C. 磁极针疗法是沿皱纹方向平刺或斜刺进针后，依据磁极一正一负的顺序在皱纹局部处排刺
D. 穴位埋线疗法与刮痧疗法也是针灸祛皱常用方法

5. 关于针灸疗法治疗痤疮的研究进展，以下哪些说法正确？（多选）
A. 针罐结合治疗，面部取穴以阳明经和太阳经穴位为主，配合体针辨证取穴，拔针后用火罐在皮损处闪罐至面部潮红
B. 痤疮局部经穴针刺，配合背俞穴穴位埋线
C. 自血穴位注射疗法以背三针为主穴，配痤疮皮损局部阿是穴
D. 研究表明，针灸疗法通过降低血清雄激素水平、减少皮脂的分泌、调整中重度痤疮患者机体免疫失衡状态来治疗痤疮

扫码获取
▶ 穴位视频
▶ 专题知识
▶ 速记歌诀
▶ 参考答案

🌸 美容贴士

针灸美容新技术应用
——滚轮微针疗法治疗痤疮萎缩性瘢痕

1.概念

痤疮好发于皮脂溢出部位，其在病情进展中若出现脓疱、囊肿等则会留下不同类型的瘢痕，其中临床以痤疮萎缩性瘢痕（acne atrophic scar, AAS）多见。

2.操作

治疗前进行面部卸妆与清洁，用5%复方利多卡因乳膏局部厚涂外敷60～90分钟，行表面麻醉后再次清洁消毒面部。

按照从下到上、从内到外的顺序，在治疗区域进行反复交错滚动，待治疗区域出现密集、点状出血时即终止治疗。

治疗1次/月，两次治疗间隔1个月，共治疗3次。

3.作用

滚轮微针在皮肤美容领域广泛应用，通过滚筒上的微针刺穿皮肤形成微小孔道，此类微损伤可激发皮肤的修复再生功能，同时微孔也利于提高药物的渗透能力。

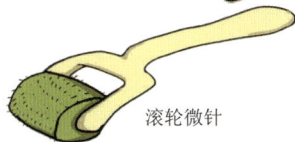

滚轮微针

第二章

针灸美容美形的临床应用与特点

❶ 穴位经络显奇效——针灸美容美形的原理

☁ 课前导读

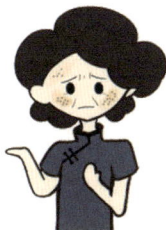

医生，我有些身体方面的问题想跟您咨询，比如说现在吃饭食量比年轻时少了很多，但却很容易长胖，脸上也开始长斑，特别是这半年来出现月经紊乱、量少，是否可以通过中医调理呀？

您好，结合您的描述和舌脉情况，中医辨证初步判断属于血瘀兼痰湿体质，您近期是否做过妇科相关检查？我需要综合您的检查情况给您诊治目前出现的问题。

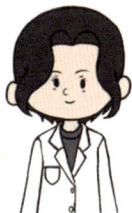

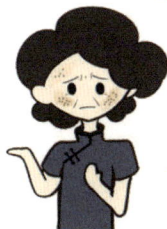

有的，这是半年前的体检报告，您看一下。

您的子宫附件B超检查情况无明显异常，性激素六项检查结果提示符合围绝经期特征。中医认为，血瘀体质对女性来说容易出现损美性疾病，比如黄褐斑、肥胖、月经不调等，这与血液循环不畅，瘀滞于面部皮肤与四肢经络有关，痰瘀混合体质还容易发生中风等心脑血管病变，需要积极调理，以避免严重的器质性病变如脑血管病发生。

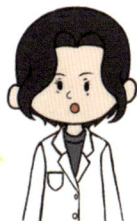

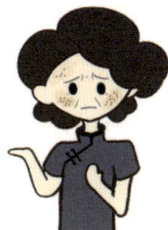

好呀，我就是希望能够通过中医调理体质，也治疗肥胖、黄褐斑等问题。

您的情况建议采用穴位埋线疗法、耳穴疗法等针灸疗法，一方面可以治疗目前已经出现的美容美形类疾病，如肥胖、黄褐斑，另一方面也可以调整体质，达到"治未病"的效果。

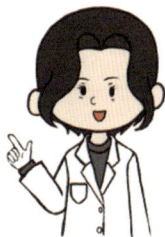

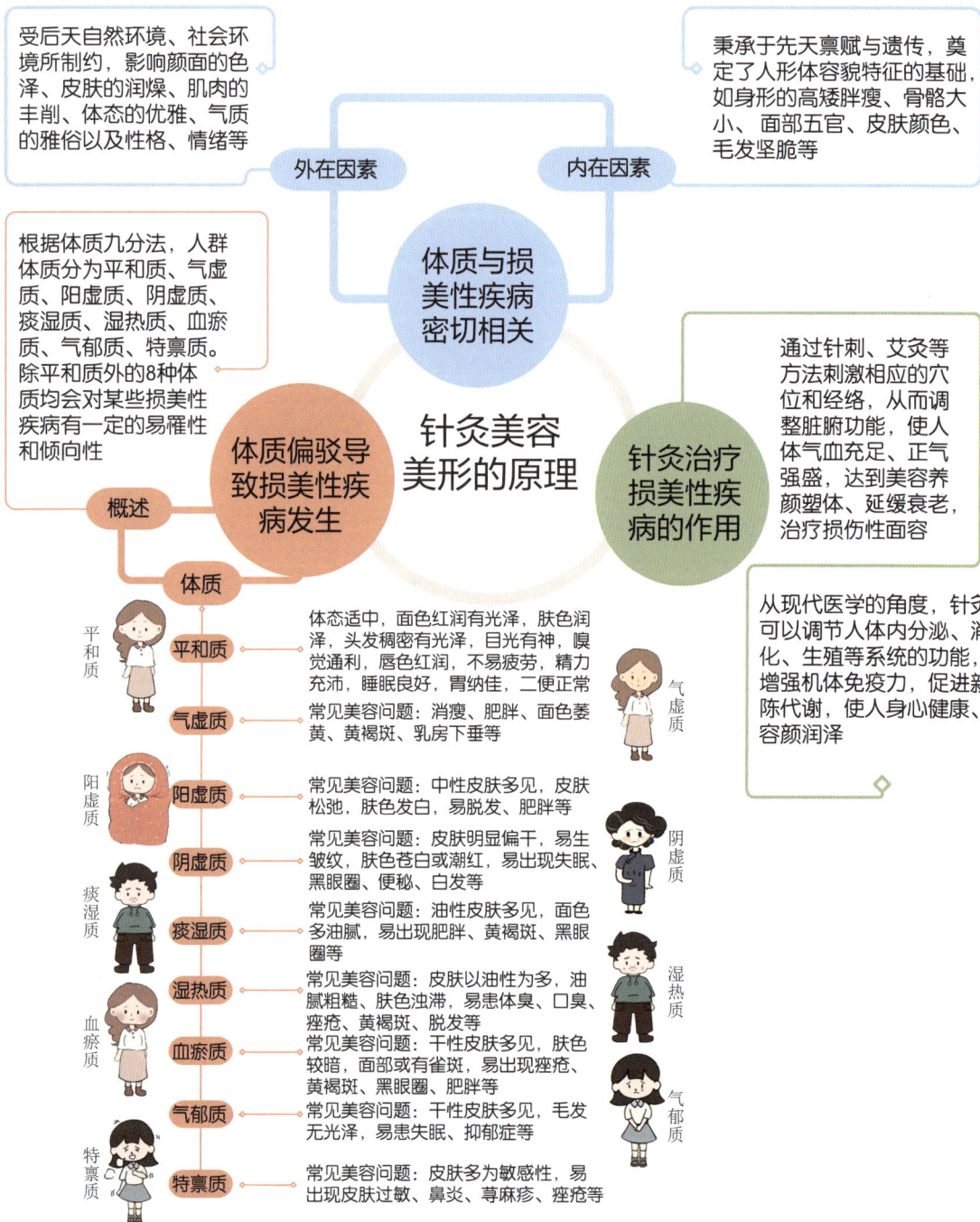

思维导图

受后天自然环境、社会环境所制约，影响颜面的色泽、皮肤的润燥、肌肉的丰削、体态的优雅、气质的雅俗以及性格、情绪等

秉承于先天禀赋与遗传，奠定了人形体容貌特征的基础，如身形的高矮胖瘦、骨骼大小、面部五官、皮肤颜色、毛发坚脆等

外在因素　　**内在因素**

体质与损美性疾病密切相关

根据体质九分法，人群体质分为平和质、气虚质、阳虚质、阴虚质、痰湿质、湿热质、血瘀质、气郁质、特禀质。除平和质外的8种体质均会对某些损美性疾病有一定的易罹性和倾向性

体质偏驳导致损美性疾病发生

针灸美容美形的原理

针灸治疗损美性疾病的作用

通过针刺、艾灸等方法刺激相应的穴位和经络，从而调整脏腑功能，使人体气血充足、正气强盛，达到美容养颜塑体、延缓衰老，治疗损伤性面容

从现代医学的角度，针灸可以调节人体内分泌、消化、生殖等系统的功能，增强机体免疫力，促进新陈代谢，使人身心健康、容颜润泽

概述 —— 体质

平和质 — 体态适中，面色红润有光泽，肤色润泽，头发稠密有光泽，目光有神，嗅觉通利，唇色红润，不易疲劳，精力充沛，睡眠良好，胃纳佳，二便正常

气虚质 — 常见美容问题：消瘦、肥胖、面色萎黄、黄褐斑、乳房下垂等

阳虚质 — 常见美容问题：中性皮肤多见，皮肤松弛，肤色发白，易脱发、肥胖等

阴虚质 — 常见美容问题：皮肤明显偏干，易生皱纹，肤色苍白或潮红，易出现失眠、黑眼圈、便秘、白发等

痰湿质 — 常见美容问题：油性皮肤多见，面色多油腻，易出现肥胖、黄褐斑、黑眼圈等

湿热质 — 常见美容问题：皮肤以油性为多，油腻粗糙、肤色浊滞，易患体臭、口臭、痤疮、黄褐斑、脱发等

血瘀质 — 常见美容问题：干性皮肤多见，肤色较暗，面部或有雀斑，易出现痤疮、黄褐斑、黑眼圈、肥胖等

气郁质 — 常见美容问题：干性皮肤多见，毛发无光泽，易患失眠、抑郁症等

特禀质 — 常见美容问题：皮肤多为敏感性，易出现皮肤过敏、鼻炎、荨麻疹、痤疮等

平和质　阳虚质　痰湿质　血瘀质　特禀质

气虚质　阴虚质　湿热质　气郁质

知识拓展

经络与美容美形

1.生理作用

经络具有运行气血、濡养周身的作用，使人的面部皮肤红润光泽、细腻滑润、富有弹性，毛发浓密光亮、乌黑柔顺。

经络能够抗御外邪的侵袭，保卫机体，也可以将不利于人体的代谢产物及时排出，从而避免了损美性疾病的发生，使人体匀称健美。可见五脏和经络的功能正常，人体才能表现为健康的美。

2.病理表现

如果某一脏腑发生病变或某一经络功能障碍，导致气血不足或失调，则必然会通过经络之间的复杂联系反映到体表，表现为面色萎黄或苍白，面容憔悴，皱纹满布，皮肤苍老晦暗、弹性减弱，毛发干枯早白、稀疏脱落。若脏腑或经络功能异常，邪毒内蕴或代谢异常则表现为某种损美性疾病发生。从这一角度讲，容貌形体是人体健康的晴雨表。

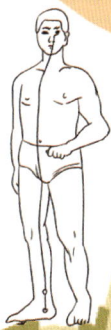

辨体论治是中医美容的特色

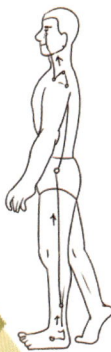

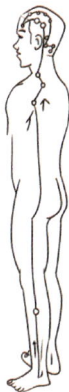

1.原理

体质特征具有一定的稳定性，在个体的生命过程中不会轻易改变，但在生长壮老已的生命过程中会因内外环境中诸多因素的影响发生变化，具有动态可变性，其相对稳定性和动态可变性使体质的调节成为可能。

2.方法

在辨证的基础上，以体质为本，病、证为标，设计个性化的形神调养美容方案，及早采取针对性的措施，纠正或改善由于阴阳气血偏盛偏衰所导致的体质偏颇，不仅可以预防和治疗损美性疾病的发生，调节心理适应能力，更是中医美容中深层次、全方位、最具特色的美容方法。

3.举例

如对于气虚质者，应以培补元气、健脾养颜为法，常用艾灸疗法、针刺补法，令元气内充、升阳养颜，以改善面色无华、肌肉松弛等；对于血瘀质者，应活血祛瘀、通络养颜，常用刺络拔罐疗法、刮痧疗法等，以祛瘀生新，改善皮肤暗沉、色素沉着、黑眼圈；对于痰湿质者，应健脾化痰、泻浊养颜，常用走罐法、艾灸疗法，使痰湿得消、轻身健体。

1.关于痰湿质的施治原则与方法，以下哪项不正确？（单选）
A.健脾化痰、泻浊养颜
B.常用走罐法
C.可用艾灸疗法调理
D.宜用刺络拔罐疗法

2.皮肤松弛，肤色发白，易脱发、肥胖等美容问题常见于何种体质患者？（单选）
A.阴虚质
B.痰湿质
C.阳虚质
D.血瘀质

3.以下哪些属于经络的生理作用？（多选）
A.运行气血
B.濡养周身
C.滋润皮肤
D.营养毛发

4.血瘀质常见美容问题包括下列哪些？（多选）
A.痤疮
B.肥胖
C.黄褐斑
D.皮肤油腻粗糙

5.关于气虚质的辨治原则与方法，以下哪些正确？（多选）
A.培补元气、健脾养颜
B.常用艾灸疗法
C.可用针刺泻法
D.常见面色无华、肌肉松弛等

扫码获取
▶穴位视频
▶专题知识
▶速记歌诀
▶参考答案

🌸 美容贴士

常用美容穴位

1.头部穴位

【操作】

① 穴位按揉：先用拇指指腹按揉百会(头顶正中)，再依次按揉四神聪(百会前后左右各1寸处)，每个穴位3~5分钟。

② 头皮按摩：双手十指分开，用指腹从发际线向后脑勺方向按压头皮，力度适中，每个部位按压2~3秒后移动。

③ 头发梳理：用拇指、食指、中指轻轻捏住头发根部、垂直方向轻轻提拉。五指分开作梳子状，从前额向后脑勺梳理头发，重复3次。

【功效】可加速头面部血液循环、醒脑益智安神，增强记忆力，同时也可以起到乌发健发的效果。

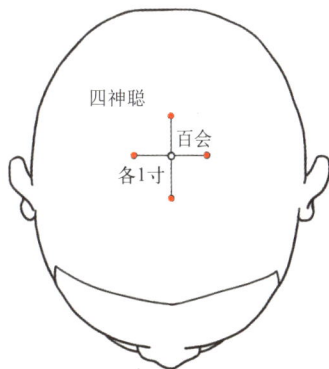

2.额部穴位

【操作】用拇指指腹垂直按压印堂，重按轻起操作3~5分钟。从印堂向上至发际线神庭，用拇指指腹沿直线缓慢推移重复3遍。用双手食指、中指、无名指同时沿攒竹→鱼腰→太阳方向缓慢推移，往复操作3次。

【功效】能增进额部、眼部等处的血液循环，消除额部皱纹及眼部紧张感，起到清利头目，消除视物疲劳、头晕头痛等作用。

3.下颌部穴位

【操作】用一手食指、拇指分别点按承浆、廉泉3~5分钟。将双手指腹置于下颌缘，沿下颌骨边缘向耳垂方向推按，至耳垂正下方止，重复操作3次。用双手从下往上轻抹颈部皮肤3遍。

【功效】可消除或预防双下巴，同时可防止颈部皮肤皱纹或松弛。

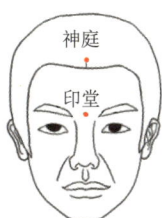

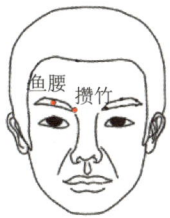

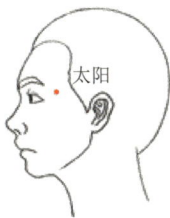

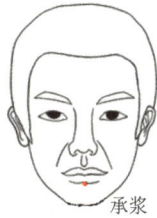

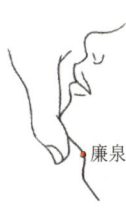

② 美容美形多面手——针灸美容美形的适应证

课前导读

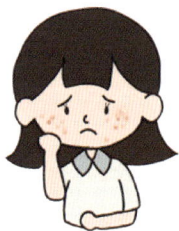

医生您好，妈妈陪我一起来找您想看看脸上长痘的问题。

什么时候开始长的呢？还有什么其他不适，比如月经是否正常呢？

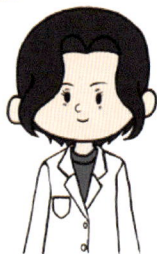

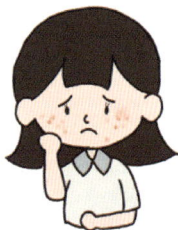

大约有半年时间了，有痛经。

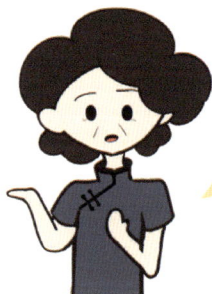

医生，这孩子痛经挺厉害的，从小学五年级开始月经来潮就有痛经了，现在都初中三年级了，一直不太好，想请您调理一下。还有我也想问下，我这两年睡眠不好，月经量少，面部还长斑，可以用什么方法治疗呢？

您和孩子的情况都可以使用针灸的方法治疗，痤疮、痛经、失眠、月经不调、黄褐斑、雀斑等都是针灸的适应证。主要是通过整体治疗与辨证施治，起到内外兼治、美容美体的作用。

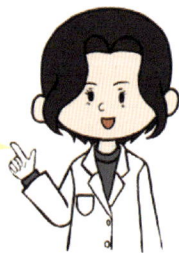

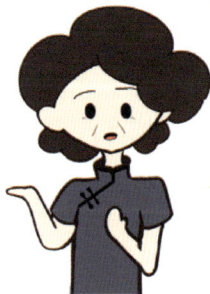

好的，我们都使用针灸治疗吧。

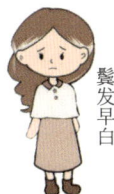

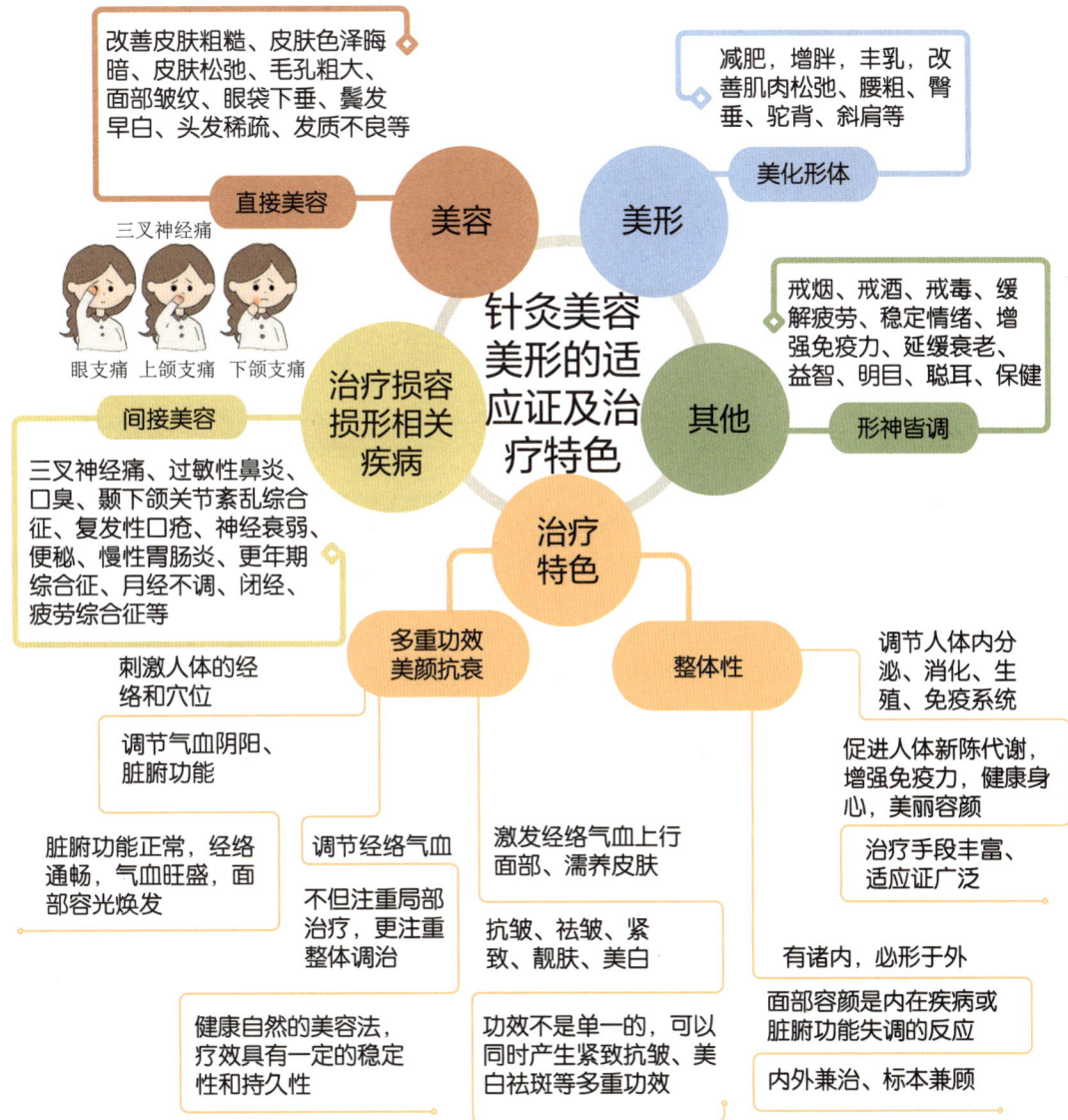

髫发早白

改善皮肤粗糙、皮肤色泽晦暗、皮肤松弛、毛孔粗大、面部皱纹、眼袋下垂、髫发早白、头发稀疏、发质不良等

减肥，增胖，丰乳，改善肌肉松弛、腰粗、臀垂、驼背、斜肩等

直接美容

美化形体

美容

美形

三叉神经痛

眼支痛 上颌支痛 下颌支痛

针灸美容美形的适应证及治疗特色

戒烟、戒酒、戒毒、缓解疲劳、稳定情绪、增强免疫力、延缓衰老、益智、明目、聪耳、保健

治疗损容损形相关疾病

其他

形神皆调

间接美容

三叉神经痛、过敏性鼻炎、口臭、颞下颌关节紊乱综合征、复发性口疮、神经衰弱、便秘、慢性胃肠炎、更年期综合征、月经不调、闭经、疲劳综合征等

治疗特色

刺激人体的经络和穴位

多重功效美颜抗衰

整体性

调节人体内分泌、消化、生殖、免疫系统

调节气血阴阳、脏腑功能

促进人体新陈代谢，增强免疫力，健康身心，美丽容颜

脏腑功能正常，经络通畅，气血旺盛，面部容光焕发

调节经络气血

激发经络气血上行面部、濡养皮肤

治疗手段丰富、适应证广泛

不但注重局部治疗，更注重整体调治

抗皱、祛皱、紧致、靓肤、美白

有诸内，必形于外

健康自然的美容法，疗效具有一定的稳定性和持久性

功效不是单一的，可以同时产生紧致抗皱、美白祛斑等多重功效

面部容颜是内在疾病或脏腑功能失调的反应

内外兼治、标本兼顾

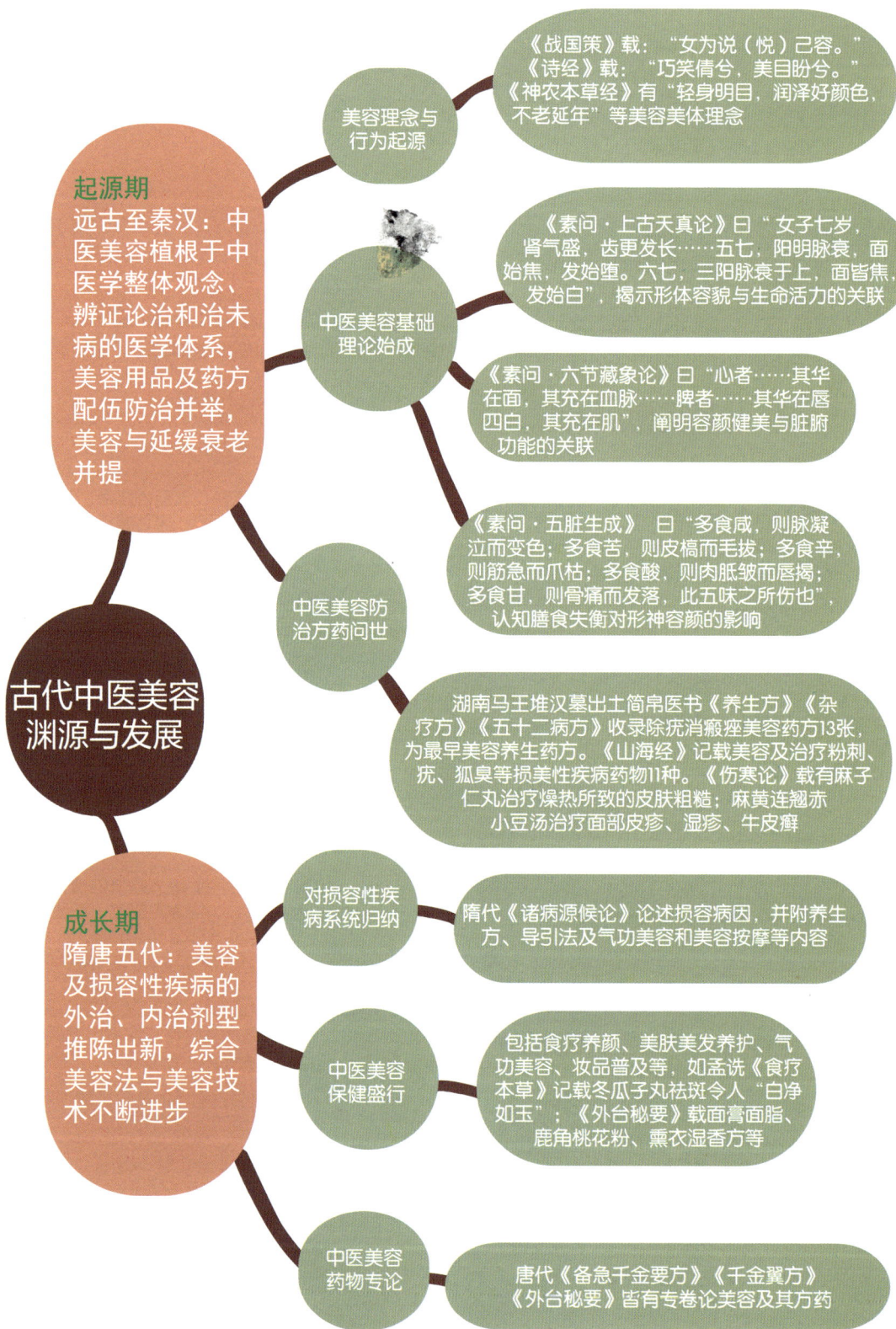

知识拓展

美容理念与行为起源

《战国策》载："女为说（悦）己容。"《诗经》载："巧笑倩兮，美目盼兮。"《神农本草经》有"轻身明目，润泽好颜色，不老延年"等美容美体理念

起源期
远古至秦汉：中医美容植根于中医学整体观念、辨证论治和治未病的医学体系，美容用品及药方配伍防治并举，美容与延缓衰老并提

中医美容基础理论始成

《素问·上古天真论》曰"女子七岁，肾气盛，齿更发长……五七，阳明脉衰，面始焦，发始堕。六七，三阳脉衰于上，面皆焦，发始白"，揭示形体容貌与生命活力的关联

《素问·六节藏象论》曰"心者……其华在面，其充在血脉……脾者……其华在唇四白，其充在肌"，阐明容颜健美与脏腑功能的关联

古代中医美容渊源与发展

中医美容防治方药问世

《素问·五脏生成》曰"多食咸，则脉凝泣而变色；多食苦，则皮槁而毛拔；多食辛，则筋急而爪枯；多食酸，则肉胝皱而唇揭；多食甘，则骨痛而发落，此五味之所伤也"，认知膳食失衡对形神容颜的影响

湖南马王堆汉墓出土简帛医书《养生方》《杂疗方》《五十二病方》收录除疣消瘢痤美容药方13张，为最早美容养生药方。《山海经》记载美容及治疗粉刺、疣、狐臭等损美性疾病药物11种。《伤寒论》载有麻子仁丸治疗燥热所致的皮肤粗糙；麻黄连翘赤小豆汤治疗面部皮疹、湿疹、牛皮癣

成长期
隋唐五代：美容及损容性疾病的外治、内治剂型推陈出新，综合美容法与美容技术不断进步

对损容性疾病系统归纳

隋代《诸病源候论》论述损容病因，并附养生方、导引法及气功美容和美容按摩等内容

中医美容保健盛行

包括食疗养颜、美肤美发养护、气功美容、妆品普及等，如孟诜《食疗本草》记载冬瓜子丸祛斑令人"白净如玉"；《外台秘要》载面膏面脂、鹿角桃花粉、熏衣湿香方等

中医美容药物专论

唐代《备急千金要方》《千金翼方》《外台秘要》皆有专卷论美容及其方药

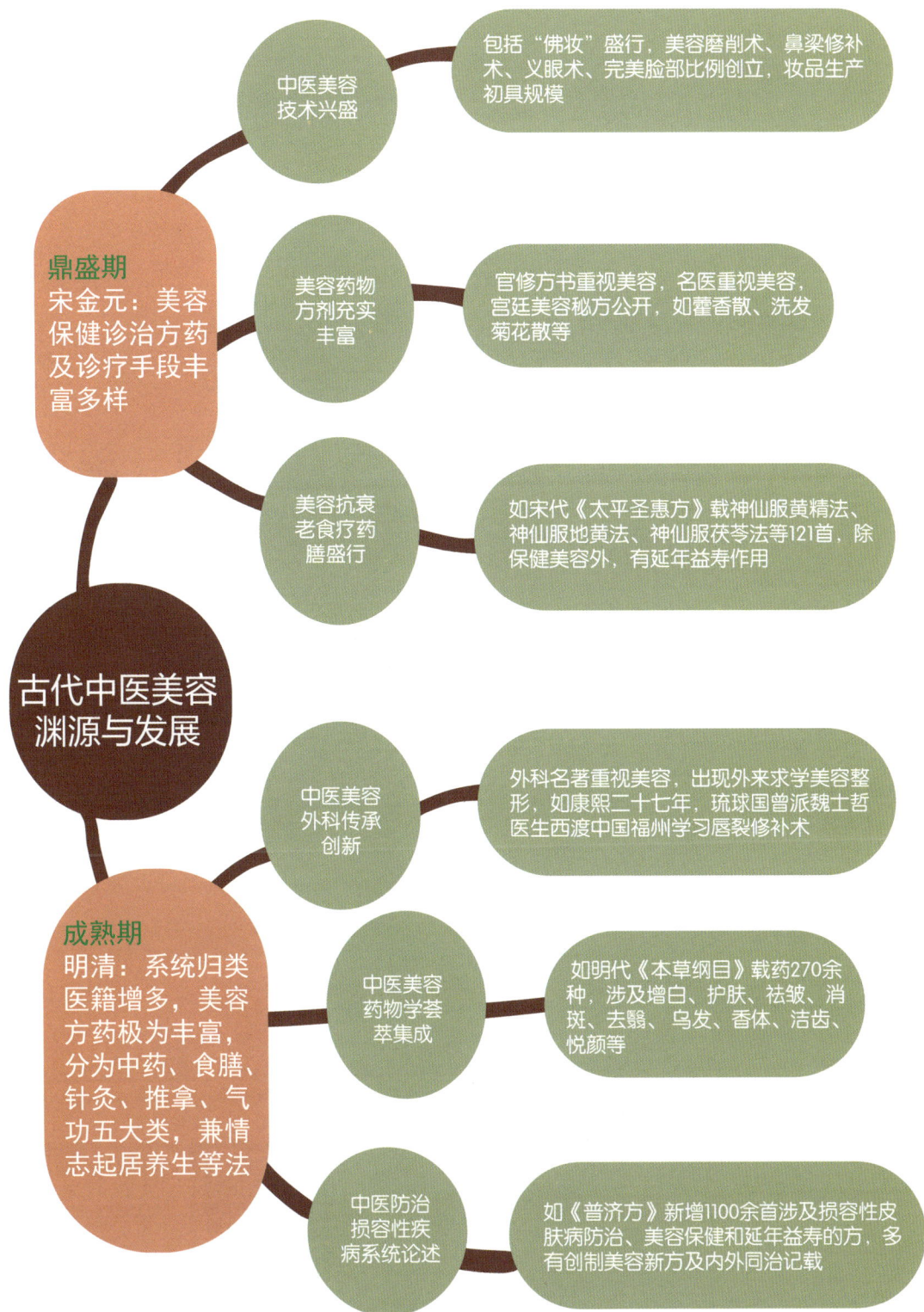

知识拓展

中医美容
技术兴盛 — 包括"佛妆"盛行，美容磨削术、鼻梁修补术、义眼术、完美脸部比例创立，妆品生产初具规模

鼎盛期
宋金元：美容保健诊治方药及诊疗手段丰富多样

美容药物方剂充实丰富 — 官修方书重视美容，名医重视美容，宫廷美容秘方公开，如藿香散、洗发菊花散等

美容抗衰老食疗药膳盛行 — 如宋代《太平圣惠方》载神仙服黄精法、神仙服地黄法、神仙服茯苓法等121首，除保健美容外，有延年益寿作用

古代中医美容渊源与发展

中医美容外科传承创新 — 外科名著重视美容，出现外来求学美容整形，如康熙二十七年，琉球国曾派魏士哲医生西渡中国福州学习唇裂修补术

成熟期
明清：系统归类医籍增多，美容方药极为丰富，分为中药、食膳、针灸、推拿、气功五大类，兼情志起居养生等法

中医美容药物学荟萃集成 — 如明代《本草纲目》载药270余种，涉及增白、护肤、祛皱、消斑、去翳、乌发、香体、洁齿、悦颜等

中医防治损容性疾病系统论述 — 如《普济方》新增1100余首涉及损容性皮肤病防治、美容保健和延年益寿的方，多有创制美容新方及内外同治记载

巩固提高

1. 以下哪项不是针灸美容美形治疗特色？（单选）

A. 多重功效美颜抗衰

B. 稳定性和持久性

C. 局部治疗为主

D. 既治病防病又美颜抗衰

2. 关于古代中医美容渊源与发展，以下哪项不正确？（单选）

A. 远古至秦汉时期已有美容理念与行为起源

B. 隋唐五代中医美容保健盛行

C. 洗发菊花散为明清时期美容药物方剂充实丰富的例证

D. 明清时期出现外来求学美容整形

3. 下列哪段古籍记载标志着中医美容基础理论初始形成？（单选）

A.《素问·上古天真论》曰"女子七岁，肾气盛，齿更发长……五七，阳明脉衰，面始焦，发始堕。六七，三阳脉衰于上，面皆焦，发始白"

B.《战国策》载"女为说（悦）己容"

C.《诗经》载"巧笑倩兮，美目盼兮"

D.《神农本草经》载"轻身明目，润泽好颜色，不老延年"

4. 下列哪些疾病属于针灸美容美形的适应证？（多选）

A. 面部皱纹

B. 头发稀疏

C. 慢性胃肠炎

D. 抑郁症

5. 以下哪些医书记载了最早美容养生药方？（多选）

A.《养生方》

B.《杂疗方》

C.《太平圣惠方》

D.《五十二病方》

扫码获取
▶ 穴位视频
▶ 专题知识
▶ 速记歌诀
▶ 参考答案

美容贴士

孙仙少女膏

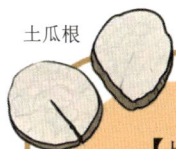

土瓜根

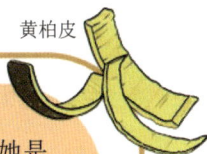

黄柏皮

【出处】孙不二（1119—1182）名富春，法名不二，号清静散人。她是南宋道教全真道清净派的创始人，孙不二的道学修养很高，据说，她为了修习道法而在洛阳凤仙姑洞附近乞食度日，终日垢面蓬头，形容枯槁，"以秽污而远世魔"。但是，每当她用一种秘药洗面后，便可恢复青春的容颜，"旬日容如少女"。因此，洛阳居民都称她是孙仙姑。据明代《鲁府禁方》记载，孙不二使用的这则秘方就是"孙仙少女膏"。

【制作方法】取黄柏皮、土瓜根各20克，大枣7枚。将上述药物一起研成极细末，用适量的蜂蜜调成药膏即成。可每日早晨起床后取少许此药膏化入温水中洗面。

【方义】方中黄柏皮具有清热燥湿、泻火解毒的功效，其水煎剂对多种细菌、致病性真菌均有抑制或杀灭的作用；土瓜根具有清热解毒、凉血清痈的功效；大枣具有补气血、生津液、滋润皮肤的功效。上述诸药具有延缓皮肤衰老、去除皱纹的功效。常用此方洗面，可令面部皮肤光滑洁净。常用其洗澡，则可取得营养滋润肌肤、防治皮肤病的效果。

大枣

长发滋荣散

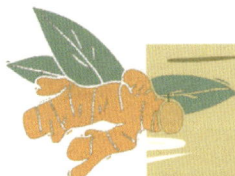

生姜

【出处】出自元代许国祯《御药院方》。

【制作方法】生姜皮（焙干）、人参各一两（30g）。上为细末。使用时取生姜切断，蘸上述药末于发落处擦之，隔日用一次。

【方义】生姜皮散湿消肿；生姜辛温通散，畅达营卫；人参补气生血，长发荣发。三药合用，外用涂擦患处，具有明显的使须发滋生或美发的功效，可有令须发速生而黑润的作用，能治疗脱发、须发早白之症。

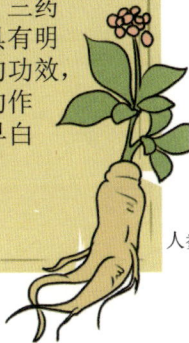

人参

③ 简便易行方法多——针灸美容美形的方法

课前导读

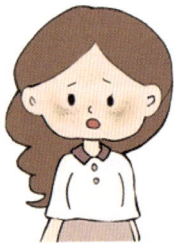

医生您好，我听朋友介绍过来找您治疗黄褐斑。之前去美容院做过光子嫩肤，还买过祛斑膏外涂，不仅没有治好，面部过敏，斑还越来越严重了。

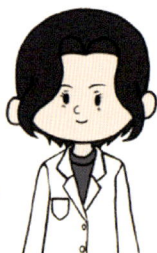

我看到了，您面部属于比较典型的黄褐斑，不建议到非医疗结构治疗或者自行购买药物涂擦。我们采用针灸疗法治疗有一定的效果，不仅是治疗局部，还要通过整体诊察、辨证施治，这样疗效就会具有持久性。

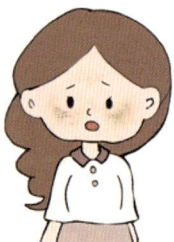

是的，我听朋友说您比较擅长针灸祛斑，具体是如何治疗呢?

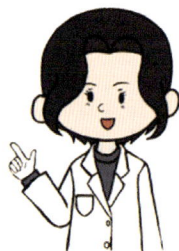

针灸祛斑的方法多样，如针刺疗法、刮痧疗法、火针疗法、穴位埋线疗法等，根据您的相关检查结果、舌脉情况等，结合您病程时间较长，建议您采用穴位埋线疗法。这种方法1个月治疗1次，连续治疗4次为1个疗程，效果较好。

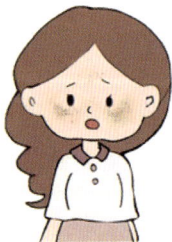

好的，我也觉得这种方法比较适合我，就诊次数少，我愿意尝试。

思维导图

治疗时间与疗程
一般留针时间30分钟，特殊情况下可留针过夜，10次为1个疗程

适应证
针灸美容中最常用，损美性疾病均可用

操作
面部选用长度13～25mm（0.5～1寸）、直径0.25mm毫针，体针选用长度25～75mm（1～3寸）、直径0.30mm毫针，根据穴位采用相应刺灸方法

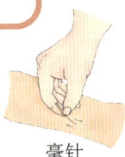
毫针刺法

作用
通经活络

方法
采用面部局部针刺结合全身取穴进行毫针治疗

毫针刺法

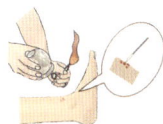
刺络拔罐疗法

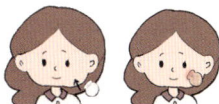
面部闪罐法

适应证
痤疮、黄褐斑、肥胖等血瘀或痰浊之证

操作
多用刺络拔罐，局部点刺出血后采用闪火罐法

治疗时间与疗程
一般留罐时间不宜超过10分钟，以免皮肤起疱，面部不宜拔罐，10次为1个疗程

作用
散寒除湿，活血化瘀

方法
利用燃烧热力排空罐内空气使其吸拔在穴位体表，产生刺激使吸拔部位充血或淤血

拔罐疗法

针灸美容美形的方法

艾灸疗法

方法
采用艾条或艾炷熏灸穴位局部

作用
温经散寒

操作
面部宜采用温和灸，谨防烫伤。躯干、四肢部穴位可据病情采用艾炷直接灸、隔姜灸、艾条温和灸、雀啄灸、回旋灸，温灸盒灸

适应证
抗衰老，提高免疫，适用于寒凝气滞病证

治疗时间与疗程
一般每个部位/穴位艾灸3～5分钟，每次30分钟为宜，10次为1个疗程

自血穴位注射疗法

方法
抽取静脉血5～10mL即刻注入穴位肌肉组织，反复注射少量自体全血治疗疾病

作用
抑制炎症，增强免疫

操作
一般面部穴位注入0.3～0.5mL自体全血，躯干或四肢部穴位注入0.8～1.0mL自体全血

适应证
痤疮、特应性皮炎、银屑病、过敏性鼻炎等

治疗时间与疗程
一般1周治疗1次，4次为1个疗程

穴位埋线疗法

方法
将专用穴位埋藏线使用埋线针埋入穴位肌层或皮下，通过线材在体内代谢产生长效针感而治疗顽固性损容性疾病

作用
针线双效，长效针灸

操作
使用埋线针或一次性注射器针头将穴位埋藏线埋入穴位

适应证
顽固性损容性疾病，如单纯性肥胖症、黄褐斑、皱纹、围绝经期综合征、慢性胃肠炎等

治疗时间与疗程
根据病情选择不同数量穴位埋线，一般1个月治疗1次，4次为1个疗程

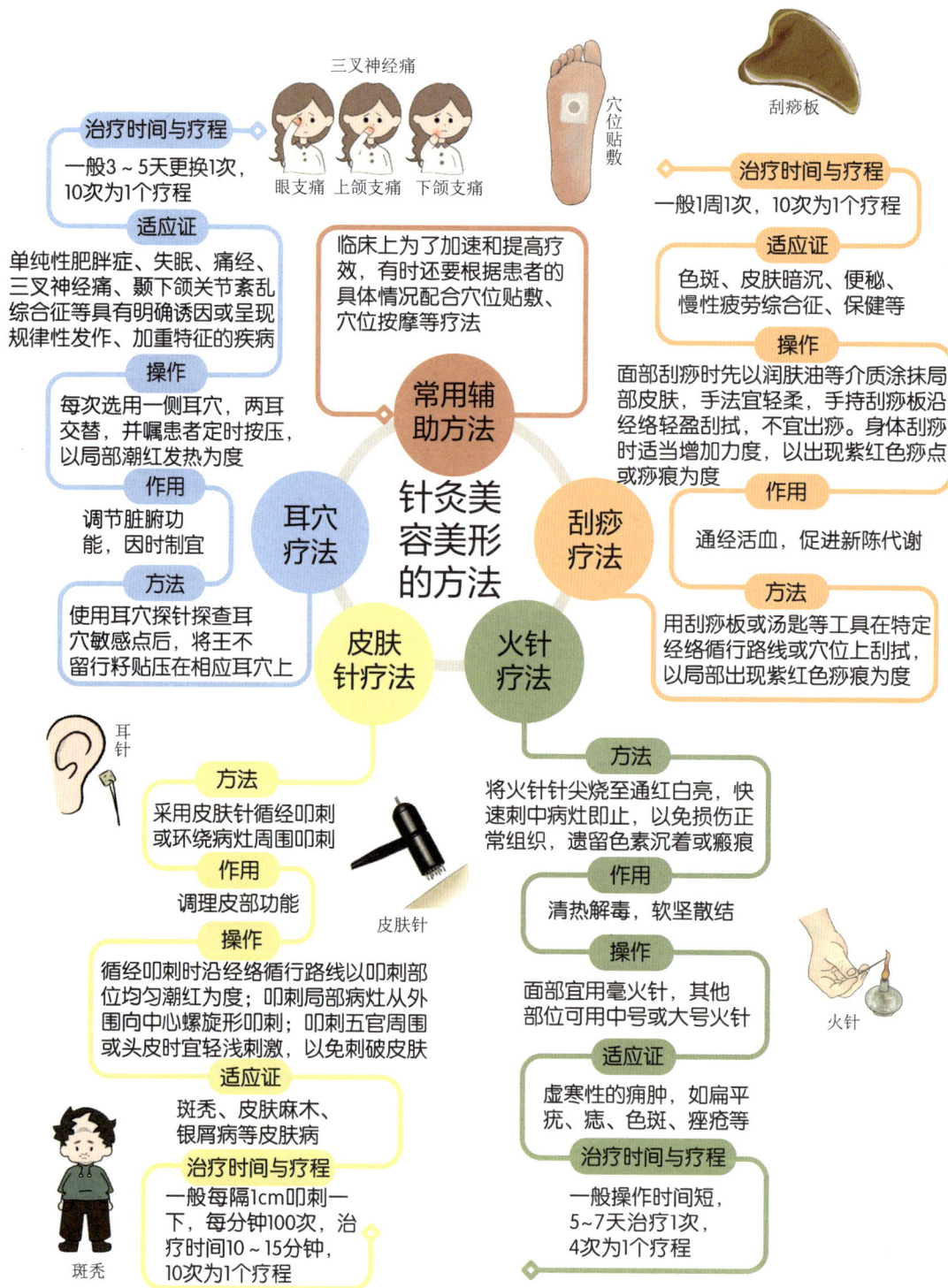

思维导图

三叉神经痛

眼支痛　上颌支痛　下颌支痛

穴位贴敷

刮痧板

治疗时间与疗程

一般3～5天更换1次，10次为1个疗程

适应证

单纯性肥胖症、失眠、痛经、三叉神经痛、颞下颌关节紊乱综合征等具有明确诱因或呈现规律性发作、加重特征的疾病

操作

每次选用一侧耳穴，两耳交替，并嘱患者定时按压，以局部潮红发热为度

作用

调节脏腑功能，因时制宜

方法

使用耳穴探针探查耳穴敏感点后，将王不留行籽贴压在相应耳穴上

临床上为了加速和提高疗效，有时还要根据患者的具体情况配合穴位贴敷、穴位按摩等疗法

常用辅助方法

耳穴疗法

针灸美容美形的方法

刮痧疗法

治疗时间与疗程

一般1周1次，10次为1个疗程

适应证

色斑、皮肤暗沉、便秘、慢性疲劳综合征、保健等

操作

面部刮痧时先以润肤油等介质涂抹局部皮肤，手法宜轻柔，手持刮痧板沿经络轻盈刮拭，不宜出痧。身体刮痧时适当增加力度，以出现紫红色痧点或痧痕为度

作用

通经活血，促进新陈代谢

方法

用刮痧板或汤匙等工具在特定经络循行路线或穴位上刮拭，以局部出现紫红色痧痕为度

皮肤针疗法

火针疗法

耳针

皮肤针

方法

采用皮肤针循经叩刺或环绕病灶周围叩刺

作用

调理皮部功能

操作

循经叩刺时沿经络循行路线以叩刺部位均匀潮红为度；叩刺局部病灶从外围向中心螺旋形叩刺；叩刺五官周围或头皮时宜轻浅刺激，以免刺破皮肤

适应证

斑秃、皮肤麻木、银屑病等皮肤病

斑秃

治疗时间与疗程

一般每隔1cm叩刺一下，每分钟100次，治疗时间10～15分钟，10次为1个疗程

方法

将火针针尖烧至通红白亮，快速刺中病灶即止，以免损伤正常组织，遗留色素沉着或瘢痕

作用

清热解毒，软坚散结

操作

面部宜用毫火针，其他部位可用中号或大号火针

火针

适应证

虚寒性的痈肿，如扁平疣、痣、色斑、痤疮等

治疗时间与疗程

一般操作时间短，5～7天治疗1次，4次为1个疗程

知识拓展

多种针灸疗法联用治疗损美性疾病

1.概述

随着现代针灸器具的发展，针灸美容的手段和方法更加丰富多彩。临床中针对一些难治性、复杂性损美性疾病，治疗时从发病原因、病理机制、临床表现等方面，同时或在不同的阶段采用多种针灸手段，协同、配合治疗，以期取得更好的疗效。

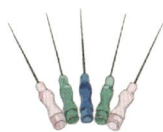

埋线针

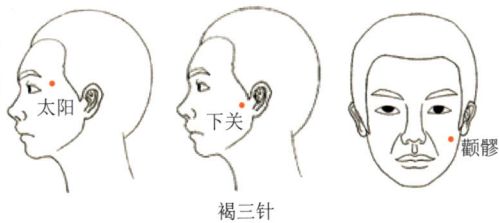

太阳　下关　颧髎

褐三针

2.举例

以黄褐斑为例，其是临床常见而又比较难治愈的一种损容性皮肤病，病程较长，且治疗后易因紫外线、情绪、饮食不节或睡眠不佳而复发。中医认为黧黑斑（相当于西医学的黄褐斑）是全身性疾病的一种局部反应，与肝、脾、肾三脏功能失调关系密切，肝郁、脾湿、肾虚是发病之因，气血瘀滞、颜面失于濡养为致病之理。单一治疗手段往往效果差强人意，治疗宜采用多种技术手段相互配合，内外兼治，在改善局部血液循环、淡化色斑的同时，尚需辨证施治，调理脏腑机能，还需扶助正气，增强机体抵御外邪能力，疗效方能持久。故临床常采用毫针局部取穴，如褐三针（太阳、下关、颧髎），调节局部经络气血，再配合局部闪罐法，增强局部血液循环，通络消斑；同时根据辨证选择背俞穴（如肺俞、脾俞或肾俞）刺络拔罐，调节脏腑功能，活血化瘀；对于一些顽固性黄褐斑或伴有月经不调的患者，还需配合穴位埋线疗法，既发挥长效针感，又利于调理月经周期，体现了中医学整体治疗观。

3.注意事项

临床具体应用时，针对患者的体质和病情、耐受程度，同时选用数种治疗方法相互配合，多角度、全方位的调理治疗，常能收到比单一治疗方法更加理想的临床疗效。但不宜简单堆砌或重复治疗，增加患者的负担。

1. 以下关于毫针刺法美容，哪项不正确？（单选）

A. 采用面部局部针刺结合全身取穴进行毫针治疗

B. 通经活络

C. 针灸美容中最常用，损美性疾病均可用

D. 面部选用长度 25 ～ 75mm（1 ～ 3 寸）、直径 0.30mm 毫针

2. 关于自血穴位注射疗法，以下哪项不正确？（单选）

A. 抽取静脉血 5 ～ 10mL 即刻注入穴位肌肉组织，反复注射少量自体全血治疗疾病

B. 抑制炎症，增强免疫

C. 一般面部穴位注入 0.8 ～ 1.0mL 自体全血，躯干或四肢部穴位注入 0.3 ～ 0.5mL 自体全血

D. 可治疗痤疮、特应性皮炎、银屑病、过敏性鼻炎等疾病

3. 下列关于火针疗法作用的说法，哪项正确？（单选）

A. 针线双效，长效针灸

B. 通经活血，促进新陈代谢

C. 清热解毒，软坚散结

D. 调节脏腑功能，因时制宜

4. 顽固性黄褐斑可采用下列哪些针灸方法治疗？（多选）

A. 褐三针

B. 局部闪罐法

C. 刺络拔罐疗法

D. 穴位埋线疗法

5. 下列关于刮痧疗法的说法，哪些正确？（多选）

A. 用刮痧板或汤匙等工具在特定经络循行路线或穴位上刮拭，以局部出现紫红色痧痕为度

B. 通经活血，促进新陈代谢

C. 面部刮痧时先以润肤油等介质涂抹局部皮肤，以出现紫红色痧点或痧痕为度

D. 适应证为色斑、皮肤暗沉、便秘、慢性疲劳综合征、保健等

扫码获取
▶ 穴位视频
▶ 专题知识
▶ 速记歌诀
▶ 参考答案

美容贴士

艾灸关元——美容、抗衰老

【出处】宋代·窦材著《扁鹊心书》记载："每夏秋之交，即灼关元千炷，久久不畏寒暑，人至三十，可三年一灸脐下三百壮。五十，可二年一灸脐下三百壮；六十，可一年一灸脐下三百壮，令人长生不老。"

【现代研究】现代研究发现，艾灸关元通过以下机制美容、抗衰老：

① 调节下丘脑-垂体-肾上腺轴功能；调节内分泌功能。
② 提高超氧化物歧化酶（SOD）活性，清除自由基。
③ 增强免疫功能，提高淋巴细胞转化率。
④ 调节神经-内分泌-免疫网络，延缓衰老进程。

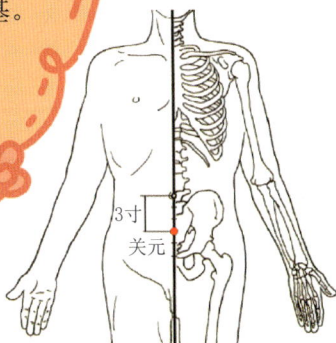

3寸
关元

【操作】将艾炷用火点燃后置于关元或艾条温和灸关元，灸至局部皮肤潮红温暖。每隔3日灸1次，连续治疗1个月为1疗程。

【方义】关元位于下腹部，前正中线上，脐下3寸处，正当下丹田所在，属于任脉穴位，是任脉和足三阴经的交会穴，人体一身元气所在，是养生吐纳、吸气凝神的重要穴位。中医历来将其作为保健强壮、补气益元的重要穴位。现代研究证实，关元具有抗自由基损伤、抗衰老、改变血液流变性、调节脂质代谢、调节免疫功能、调节神经内分泌功能等作用。这些都是利用关元进行针灸美容的理论基础，再借助艾灸温经散寒之效，疏通经络，补益气血，达到延缓衰老、美容祛斑、改善皮肤状态的目的。

4 疗效持久少反弹——针灸美容美形的效果

课前导读

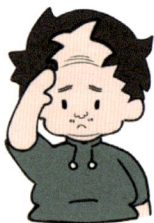

医生，我近期发现头发掉得比较严重，发际线明显后移，针灸可以治疗吗？

中医认为，头发是人体整体的一部分，头发茂盛与否是脏腑、经络、气血盛衰的外在表现。结合您的舌脉情况，初步判断属于肝肾亏损引起，可能与您长期不良的生活起居习惯、烟酒刺激及工作压力有关。

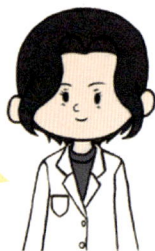

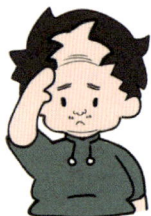

这些年的确工作压力较大，经常熬夜，也经常抽烟喝酒。我吃过一段时间西药和保健品，一开始有作用，后来好像作用不大。针灸治疗脱发效果持久吗？

针灸治疗脱发会根据您的证候情况采用多种方法结合，如皮肤针疗法、艾灸疗法、穴位注射疗法等。不仅会在脱发局部刺激穴位，还会结合全身性的调治，所以疗效具有一定的稳定性和持久性。但也需您积极配合，调整作息规律，减少烟酒刺激，忌食生冷寒凉食物。

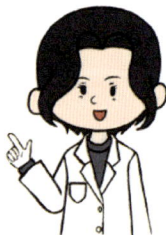

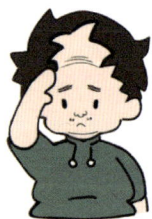

好的，我试试针灸疗法吧，也会按照治疗要求调整生活习惯。

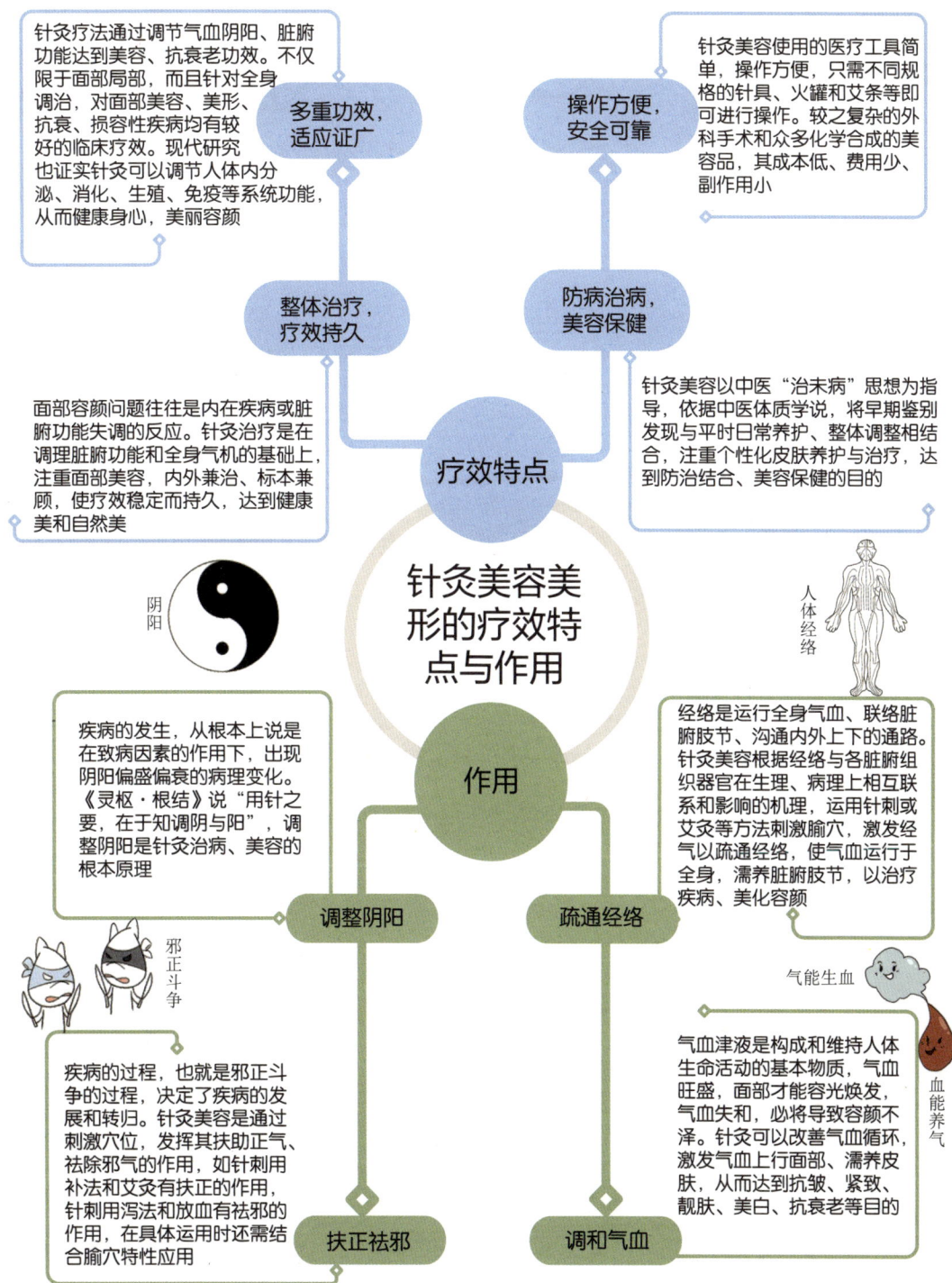

思维导图

针灸疗法通过调节气血阴阳、脏腑功能达到美容、抗衰老功效。不仅限于面部局部，而且针对全身调治，对面部美容、美形、抗衰、损容性疾病均有较好的临床疗效。现代研究也证实针灸可以调节人体内分泌、消化、生殖、免疫等系统功能，从而健康身心，美丽容颜

多重功效，适应证广

针灸美容使用的医疗工具简单，操作方便，只需不同规格的针具、火罐和艾条等即可进行操作。较之复杂的外科手术和众多化学合成的美容品，其成本低、费用少、副作用小

操作方便，安全可靠

整体治疗，疗效持久

防病治病，美容保健

面部容颜问题往往是内在疾病或脏腑功能失调的反应。针灸治疗是在调理脏腑功能和全身气机的基础上，注重面部美容，内外兼治、标本兼顾，使疗效稳定而持久，达到健康美和自然美

针灸美容以中医"治未病"思想为指导，依据中医体质学说，将早期鉴别发现与平时日常养护、整体调整相结合，注重个性化皮肤养护与治疗，达到防治结合、美容保健的目的

疗效特点

阴阳

人体经络

针灸美容美形的疗效特点与作用

经络是运行全身气血、联络脏腑肢节、沟通内外上下的通路。针灸美容根据经络与各脏腑组织器官在生理、病理上相互联系和影响的机理，运用针刺或艾灸等方法刺激腧穴，激发经气以疏通经络，使气血运行于全身，濡养脏腑肢节，以治疗疾病、美化容颜

疾病的发生，从根本上说是在致病因素的作用下，出现阴阳偏盛偏衰的病理变化。《灵枢·根结》说"用针之要，在于知调阴与阳"，调整阴阳是针灸治病、美容的根本原理

作用

邪正斗争

气能生血

血能养气

疾病的过程，也就是邪正斗争的过程，决定了疾病的发展和转归。针灸美容是通过刺激穴位，发挥其扶助正气、祛除邪气的作用，如针刺用补法和艾灸有扶正的作用，针刺用泻法和放血有祛邪的作用，在具体运用时还需结合腧穴特性应用

气血津液是构成和维持人体生命活动的基本物质，气血旺盛，面部才能容光焕发，气血失和，必将导致容颜不泽。针灸可以改善气血循环，激发气血上行面部、濡养皮肤，从而达到抗皱、紧致、靓肤、美白、抗衰老等目的

调整阴阳

疏通经络

扶正祛邪

调和气血

提高针灸美容美形疗效的方法

针灸美容美形的疗效受多方面因素影响，辨病辨证、选穴组方、治疗方法、操作手法、治疗时间与疗程、医患心理、辅助治疗、生活指导等均与针灸美容美形疗效直接相关。以下从治疗相关要素总结提高针灸美容美形疗效的方法。

1.选择恰当的治疗方法

针灸的特点之一是治疗方法多样，根据不同情况选择恰当的治疗方法是提高针灸美容美形疗效的重要环节。首先要根据各种治疗方法的特点和适用范围，优选最具治疗优势的方法；其次要根据患者的体质、年龄、耐受情况等，选择适合患者的方法。尽量选用治疗次数少、痛苦小的方法，便于患者配合和坚持。

2.设置合理的治疗时间与疗程

根据治疗方法、患者病情等设置不同的治疗时间和疗程。疗程的设置还需因时制宜，如治疗月经相关损容性疾病，宜每个月经周期（1个月）治疗1次，连续治疗3～5个疗程。

3.调整医患心理

针灸美容美形的临床患者群体以青、中年，女性患者居多，医生宜在向患者解释病情、讲解治疗方法原理与效果的基础上，帮助患者树立信心，克服紧张焦虑情绪。首次治疗取穴宜少、刺激量宜轻，嘱咐好患者治疗时机与注意事项。医患双方相互配合，更易取效。

4.采用综合治疗方案

针灸美容美形临床所治疗的疾病往往属于顽固性、难治性疾病，采用复合疗法、中西医结合疗法或配合辅助治疗方法往往可以提高疗效。常见的中西医结合疗法如穴位埋线疗法、自血穴位注射疗法等，常用的辅助治疗方法如选择基础保湿护肤品、日常使用保健养生药膳茶饮等，均有助于提高疗效。

5.给予科学详细的生活指导

针灸美容美形不仅注重面部局部治疗，还需调整患者体质，而体质的形成往往与患者长期饮食、生活起居、居住环境、情绪等密切相关。治疗同时需给予患者个性化、科学详细的生活指导，使患者尽量远离相关致病因素，有益于提高疗效。

巩固提高

1. 关于针灸美容美形治疗方法的选择，以下哪项不正确？（单选）
A. 根据各种治疗方法的特点和适用范围，优选最具治疗优势的方法
B. 尽量多采用一些治疗方法，以利于治疗效果提升
C. 根据患者的体质、年龄、耐受情况等选用合适的方法
D. 尽量选用治疗次数少、痛苦小的方法，便于患者配合和坚持

2. 以下关于提高针灸美容美形疗效的方法，哪项不正确？（单选）
A. 选择恰当的治疗方法
B. 向患者承诺针灸美容美形的效果
C. 调整医患心理
D. 采用综合治疗方案

3. 下列哪些属于针灸美容美形的疗效特点？（多选）
A. 多重功效，适应证广
B. 整体治疗，疗效持久
C. 操作方便，安全可靠
D. 防病治病，美容保健

4. 下列关于针灸美容美形作用的说法，哪些正确？（多选）
A. 疏通经络
B. 调和气血
C. 扶正祛邪
D. 调整阴阳

5. 关于针灸美容美形综合治疗方案的选择与实施，以下哪些正确？（多选）
A. 采用复合疗法、中西医结合疗法或配合辅助治疗方法往往可以提高疗效
B. 常用的中西医结合疗法有穴位埋线疗法、自血穴位注射疗法等
C. 常用的辅助治疗方法有选择基础保湿护肤品、日常使用保健养生药膳茶饮等
D. 根据患者的体质、年龄、耐受情况等选择个体化治疗方案

扫码获取
▶ 穴位视频
▶ 专题知识
▶ 速记歌诀
▶ 参考答案

美容贴士

针灸美容美形的临床环境

1.空间环境

针灸美容美形空间环境要求整洁、明亮、安静，隔离好，便于患者细说隐私或者暴露隐私部位，使患者充分放松身心，有利于提高疗效。

2.医疗用具

使用的针灸等器具应是一次性的，以免交叉感染。尽量使用一次性床单、毛巾，以免治疗过程中血液、汗液等污染。

3.医护素养

在医疗环境中，医护人员的专业素养是影响患者体验的核心要素。医务人员应以专业的技术、真诚的态度和人文关怀服务于患者：保持整洁得体的职业形象，体现专业素养；使用通俗易懂的语言，耐心解答患者疑问，客观说明治疗方案及预期效果，避免夸大疗效或做出不切实际的承诺；关注患者心理需求，建立良好的医患关系。

针灸美容美形居家护理方法

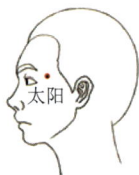

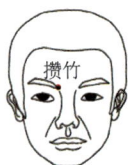

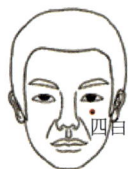

1.面部按摩

每日早晚洁面后，用指腹轻柔按摩面部太阳、攒竹、四白等，每穴3～5分钟，疏通经络、美容养颜。

2.刮痧

·使用牛角刮痧板，配合精油等介质，沿面部经络走向轻柔刮拭5～10分钟，行气活血、紧致肌肤。

3.艾灸

艾灸足三里、三阴交、关元等穴位，每穴位10～15分钟，温经通络、调理气血。

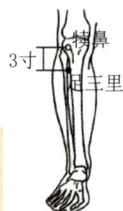

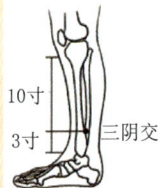

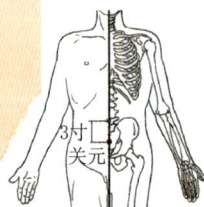

太阳

攒竹

四白

犊鼻
3寸
足三里

10寸
3寸
三阴交

3寸
关元

⑤ 安全可靠痛苦小——针灸美容美形的安全性

课前导读

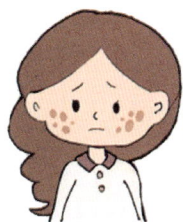

甄医生，我想祛斑，朋友推荐用祛斑膏，结果皮肤过敏严重，现在斑点面积更大了，朋友又介绍激光祛斑，我不太敢尝试了，请问针灸祛斑安全吗？

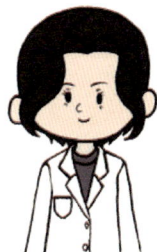

功能性化妆品可能刺激皮肤、激光祛斑可能由于操作不当引起皮肤损伤，针灸祛斑相对来说安全性较高，疼痛也较小。

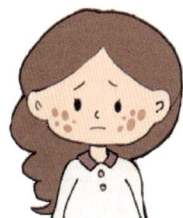

我听说埋线可以祛斑，这种方法疼吗？是不是需要手术呀？

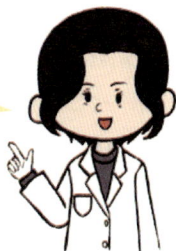

穴位埋线疗法是针灸技术的延伸和发展，不需要手术，而且随着埋线针、埋藏线的不断改良，过敏率极低，再加之医生操作技术熟练，15~20分钟左右即可完成操作，疼痛大多数人都可以接受。但埋线后3天内有相关饮食、生活起居等注意事项需要遵循。

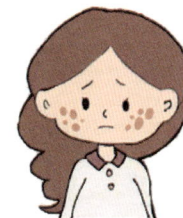

好的，我想尝试埋线祛斑，会按照您的要求遵循注意事项的。

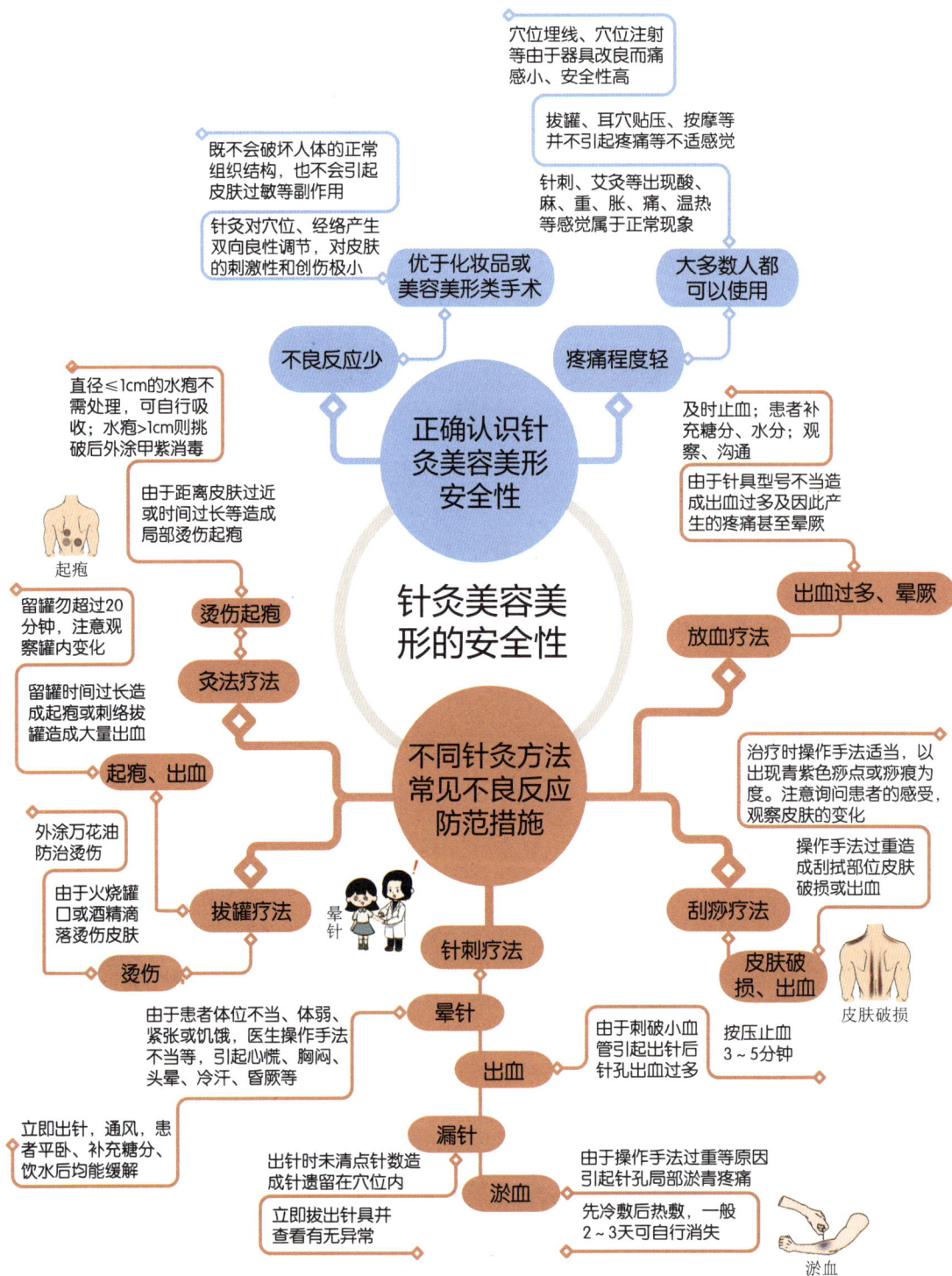

思维导图

针灸美容美形的安全性

正确认识针灸美容美形安全性

不良反应少
- 既不会破坏人体的正常组织结构，也不会引起皮肤过敏等副作用
- 针灸对穴位、经络产生双向良性调节，对皮肤的刺激性和创伤极小
- 优于化妆品或美容美形类手术

疼痛程度轻
- 穴位埋线、穴位注射等由于器具改良而痛感小、安全性高
- 拔罐、耳穴贴压、按摩等并不引起疼痛等不适感觉

大多数人都可以使用
- 针刺、艾灸等出现酸、麻、重、胀、痛、温热等感觉属于正常现象

不同针灸方法常见不良反应防范措施

灸法疗法
- 烫伤起疱
  - 由于距离皮肤过近或时间过长等造成局部烫伤起疱
  - 直径≤1cm的水疱不需处理，可自行吸收；水疱>1cm则挑破后外涂甲紫消毒

起疱

拔罐疗法
- 起疱、出血
  - 留罐时间过长造成起疱或刺络拔罐造成大量出血
  - 留罐勿超过20分钟，注意观察罐内变化
- 烫伤
  - 由于火烧罐口或酒精滴落烫伤皮肤
  - 外涂万花油防治烫伤

放血疗法
- 出血过多、晕厥
  - 由于针具型号不当造成出血过多及因此产生的疼痛甚至晕厥
  - 及时止血；患者补充糖分、水分；观察、沟通

刮痧疗法
- 皮肤破损、出血
  - 操作手法过重造成刮拭部位皮肤破损或出血
  - 治疗时操作手法适当，以出现青紫色痧点或痧痕为度。注意询问患者的感受，观察皮肤的变化

皮肤破损

针刺疗法
晕针

- 晕针
  - 由于患者体位不当、体弱、紧张或饥饿，医生操作手法不当等，引起心慌、胸闷、头晕、冷汗、昏厥等
  - 立即出针，通风，患者平卧，补充糖分、饮水后均能缓解
- 出血
  - 由于刺破小血管引起出针后针孔出血过多
  - 按压止血3~5分钟
- 漏针
  - 出针时未清点针数造成针遗留在穴位内
  - 立即拔出针具并查看有无异常
- 淤血
  - 由于操作手法过重等原因引起针孔局部淤青疼痛
  - 先冷敷后热敷，一般2~3天可自行消失

淤血

针灸疗法安全性发展史

1.穴位解剖定位的发展

古代受人体解剖学发展的限制，使得古人对于针灸腧穴定位的解剖学基础基本依赖于体表骨性标志。由于前人对人体解剖学的认识较为浅显，故而导致气胸等针刺严重事故的出现。随着现代解剖学的发展，医家熟悉腧穴周围的血管、神经与脏器情况，促进了针灸安全性的发展。

2.针灸器具的发展

（1）针具的发展：古代针具如砭石、九针由于铸造、材质等原因，可对人体产生一定创伤，甚至引发病原体感染。目前临床上广泛使用的一次性不锈钢毫针，进针易，皮损小，不易发生断针等不良事件，安全便捷。但随着电、声、光、磁类新型针具，以及穴位注射疗法、穴位贴敷疗法与穴位埋线疗法等新型针灸技术的出现，导致过敏、疼痛等不良反应的发生。因此，推进针具的标准化、客观化和智能化发展，对提升针灸治疗的安全性具有重要意义。

（2）灸具的发展：《黄帝内经》已较详细记载艾灸技术，但在元明之前，直接灸法占主导，对皮肤创伤较大，宋代使用的药物发疱灸，灸后处理不善也会造成感染和创伤。古代因为灸具的局限性，存在烫伤、化脓与感染等影响艾灸安全性的因素。现代临床艾灸种类繁多，从艾绒处理，艾灸壮数、时间与距离腧穴皮肤的高度以及间接灸中姜、蒜、盐药饼的厚度，到温灸器具、灸疗净化器、艾灸除烟设备的制作，均具有标准规格，大大提高了艾灸的安全性。

3.针灸技术操作规范的发展

（1）消毒：古代缺乏无菌观念，唐代医家孙思邈《千金翼方》已记载针刺注意事项。目前临床针刺消毒、皮肤消毒、医疗废物分类收集等规范均避免了细菌、病毒感染。

（2）针刺角度、方向和深度：《黄帝内经》《针灸甲乙经》对持针角度，针刺深浅、方向以及禁针腧穴等均有记载，宋代《铜人腧穴针灸图经》《针灸资生经》、明代《普济方·针灸门》《针灸大成》将针刺深度、角度和方向等理论研究深化，减少了针刺事故的发生。现代针灸对针刺角度、方向和深度均有操作规范要求，提升了针灸的安全性。

（3）针刺异常情况及处理：《素问》中提到了针刺不良事件及后果，《针灸甲乙经》《圣济总录》中提到了针刺异常情况预后及解救之法，《标幽赋》中记载了晕针的原因、预防，《针灸大成》《针灸逢源》均对针灸意外的对策不断补充完善。现代针灸文献中有记载的针灸不良事件以晕针、滞针、弯针、组织损伤、气胸为多，有少量继发性感染、蛛网膜下腔出血案例发生，但现代标准化针灸的安全性不断螺旋式上升提高。

1. 以下关于针刺不良反应处理方法，哪项不正确？（单选）

A. 晕针应立即出针，通风，患者平卧、补充糖分、饮水

B. 出血应按压止血 3 ~ 5 分钟

C. 局部针孔淤青疼痛宜先冷敷后热敷

D. 遇到漏针时自行拔出即可

2. 下列哪项不属于针灸常见不良事件？（单选）

A. 晕针

B. 滞针

C. 脏器损伤

D. 气胸

3. 关于针灸美容美形安全性的说法，以下哪些正确？（多选）

A. 不良反应少，优于化妆品与美容美形类手术

B. 疼痛程度轻，大多数人都可以使用

C. 拔罐、耳穴贴压、按摩均会引起疼痛等不适感觉，宜谨慎选择

D. 穴位埋线、穴位注射等由于器具改良而痛感小、安全性高

4. 以下关于针灸疗法安全性的发展，哪些正确？（多选）

A. 穴位解剖定位的发展提高了针刺安全性

B. 针灸器具的发展，如电、声、光、磁类新型针具出现新的问题亟待解决

C. 针灸技术操作规范发展带来的现代标准化针灸的安全性呈现螺旋式上升提高

D. 消毒，针刺角度、方向和深度，针刺异常情况及处理标准化、规范化，提高了安全性

5. 以下关于针刺异常情况及处理的记载，哪些正确？（多选）

A.《素问》中提到了针刺不良事件及后果

B.《针灸甲乙经》《圣济总录》中提到了针刺异常情况预后及解救之法

C.《标幽赋》中记载了晕针的原因、预防

D.《针灸大成》《针灸逢源》均对针灸意外的对策不断补充完善

扫码获取
▶ 穴位视频
▶ 专题知识
▶ 速记歌诀
▶ 参考答案

美容贴士

针灸美容美形前的准备工作

1.患者准备

（1）避免针灸禁忌：正如《灵枢·终始》云："凡刺之禁：新内勿刺，新刺勿内；已醉勿刺，已刺勿醉；新怒勿刺，已刺勿怒；新劳勿刺，已刺勿劳；已饱勿刺，已刺勿饱；已饥勿刺，已刺勿饥；已渴勿刺，已刺勿渴；大惊大恐，必定其气乃刺之。乘车来者，卧而休之，如食顷乃刺之。出行来者，坐而休之，如行千里顷乃刺之。"进行针灸美容美形治疗前，应避免饥饿、过饱、口渴、劳累、醉酒、发怒等情况，同样接受完针灸治疗也需避免上述情况出现。

（2）做好心理调适：接受针灸美容美形治疗尤其是初次接受治疗的患者，往往存在畏惧心理。患者应与医生充分沟通针灸美容美形治疗的适应证、禁忌证、注意事项，以及可能出现的不适感觉，可以有效避免治疗过程中由于精神紧张而引起晕针、疼痛等不良反应。

（3）选择合适体位：临床上体位的选择以方便医生针灸施术操作和留针期间患者不易感觉疲劳为原则。常用体位包括仰卧位、俯卧位、侧卧位、仰靠坐位、俯伏坐位、侧伏坐位等。对于初诊、精神紧张、年老体弱或病重的患者，应采用卧位，以防患者疲劳而发生晕针等不良反应。

2.医生准备

（1）做好解释工作：医生须向患者解释针刺的方法、感觉、意义等，消除患者的顾虑，使患者更加配合针刺治疗。否则，轻则易引起患者的抵触情绪，不愿再接受针灸治疗，重则易引起晕针等异常情况的出现。

（2）选择合适的针灸方法和器具：根据患者病情、年龄、性别、体形、腧穴部位等选择合适的针灸美容美形治疗方法及针灸用具。一般而言，男性，年轻体壮、形体肥胖的患者，或腧穴部位肌肉比较丰厚者，可采用刺激量较多的针灸方法或用具；反之，女性，年老体弱、形体消瘦的患者，或腧穴部位肌肉比较浅薄者，则可采用刺激轻浅的针灸方法或用具。

（3）严格消毒：针灸治疗前使用75%乙醇擦拭医生手指、患者局部腧穴；确保针灸使用器具未被污染或处于灭菌有效期内。对于一些特殊操作如穴位埋线疗法，宜严格按照操作规范进行消毒。

6 治疗时机慎选择——针灸美容美形的注意事项

课前导读

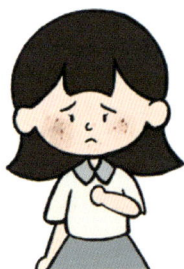

甄医生，妈妈带我来看脸上的痘痘，之前吃过药，但效果一般。一吃辣椒、烧烤类食物，痘痘就会加重。

小美同学，你前两年来针灸治疗过近视对吧？现在视力情况如何呀？青春期痤疮可以采用针灸疗法治疗，效果还不错呢。

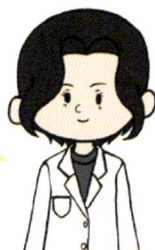

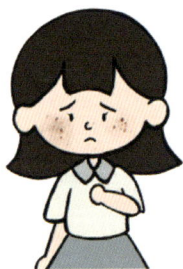

是的，甄医生，我来治疗近视时上初一，刚开始出现视力下降，用的是贴耳穴的方法，现在不需要戴眼镜，当时您也说早期治疗效果好。最近痘痘比较多，就过来找您再看看。

好的，针灸治疗痤疮的同时，要配合饮食和生活起居调理，治疗期间不要吃牛肉、羊肉、海鲜等发物，也避免吃辛辣刺激性食物，不要熬夜，可以做到吗？

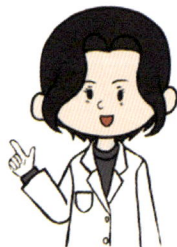

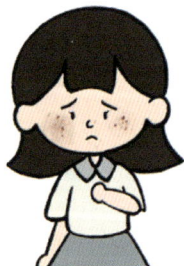

好的，知道了，谢谢医生！

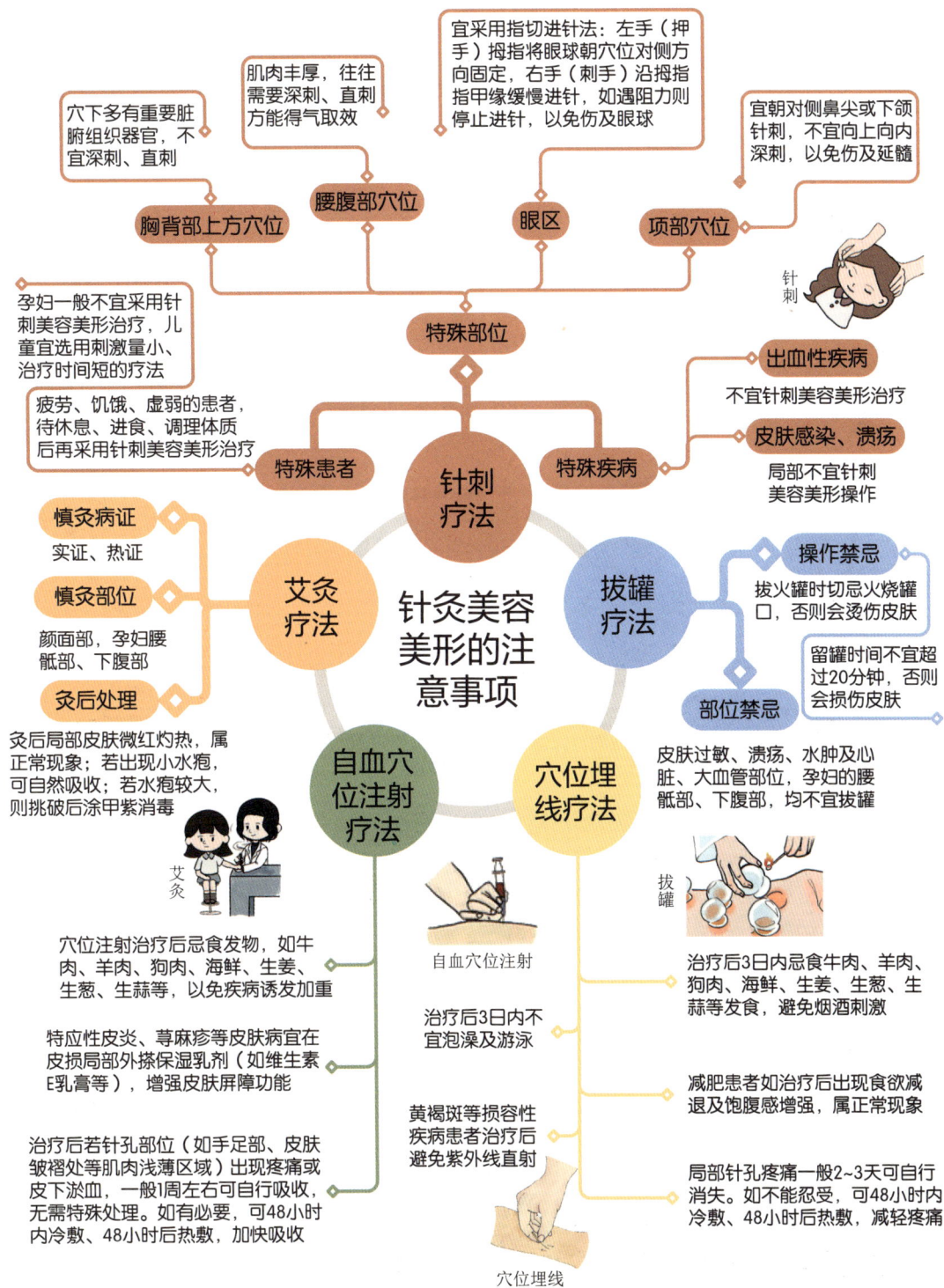

思维导图

针灸美容美形的注意事项

针刺疗法

特殊部位

- **胸背部上方穴位**
  - 穴下多有重要脏腑组织器官，不宜深刺、直刺
- **腰腹部穴位**
  - 肌肉丰厚，往往需要深刺、直刺方能得气取效
- **眼区**
  - 宜采用指切进针法：左手（押手）拇指将眼球朝穴位对侧方向固定，右手（刺手）沿拇指指甲缘缓慢进针，如遇阻力则停止进针，以免伤及眼球
- **项部穴位**
  - 宜朝对侧鼻尖或下颌针刺，不宜向上向内深刺，以免伤及延髓

针刺

特殊患者
- 孕妇一般不宜采用针刺美容美形治疗，儿童宜选用刺激量小、治疗时间短的疗法
- 疲劳、饥饿、虚弱的患者，待休息、进食、调理体质后再采用针刺美容美形治疗

特殊疾病
- **出血性疾病**
  - 不宜针刺美容美形治疗
- **皮肤感染、溃疡**
  - 局部不宜针刺美容美形操作

艾灸疗法

- **慎灸病证**
  - 实证、热证
- **慎灸部位**
  - 颜面部，孕妇腰骶部、下腹部
- **灸后处理**
  - 灸后局部皮肤微红灼热，属正常现象；若出现小水疱，可自然吸收；若水疱较大，则挑破后涂甲紫消毒

艾灸

拔罐疗法

- **操作禁忌**
  - 拔火罐时切忌火烧罐口，否则会烫伤皮肤
  - 留罐时间不宜超过20分钟，否则会损伤皮肤
- **部位禁忌**
  - 皮肤过敏、溃疡、水肿及心脏、大血管部位，孕妇的腰骶部、下腹部，均不宜拔罐

拔罐

自血穴位注射疗法

- 穴位注射治疗后忌食发物，如牛肉、羊肉、狗肉、海鲜、生姜、生葱、生蒜等，以免疾病诱发加重
- 特应性皮炎、荨麻疹等皮肤病宜在皮损局部外搽保湿乳剂（如维生素E乳膏等），增强皮肤屏障功能
- 治疗后若针孔部位（如手足部、皮肤皱褶处等肌肉浅薄区域）出现疼痛或皮下淤血，一般1周左右可自行吸收，无需特殊处理。如有必要，可48小时内冷敷、48小时后热敷，加快吸收

自血穴位注射

穴位埋线疗法

- 治疗后3日内不宜泡澡及游泳
- 黄褐斑等损容性疾病患者治疗后避免紫外线直射

穴位埋线

- 治疗后3日内忌食牛肉、羊肉、狗肉、海鲜、生姜、生葱、生蒜等发食，避免烟酒刺激
- 减肥患者如治疗后出现食欲减退及饱腹感增强，属正常现象
- 局部针孔疼痛一般2~3天可自行消失。如不能忍受，可48小时内冷敷、48小时后热敷，减轻疼痛

针灸美容美形的治疗时机

了解针灸美容美形治疗时机的宜忌，对于能否取得疗效及判断预后非常重要。

1.急则治标，缓则治本

急性病患者，应以治疗原发病为主，暂缓针灸美容美形治疗；较为严重的慢性病患者，应在治疗原发病的基础上，配合针灸美容美形治疗。

2.女性减肥治疗时机

月经期、孕期和哺乳期不宜进行针灸疗法减肥。月经期腹部、腰骶部均不宜进行针灸疗法操作，孕期针灸减肥有对胎儿造成不良影响的风险，而哺乳期需食用高蛋白饮食也不利于针灸减肥效果发挥。

3.早期干预，疗效更佳

大部分损容损形性疾病治疗越早效果越好。如近视在青春期以前治疗效果较好，青春期以后治疗效果较差，成年以后治疗几乎无效；痤疮在青春期治疗效果较好。

4.注重"因时制宜"在损美性疾病中的应用

（1）根据疾病发作或加重的规律选择合适治疗时机：如月经不调宜在月经来潮前3～5天开始治疗，连续治疗3～5个月经周期效果较佳。

（2）根据自然界季节气候的特点治疗：《素问·四气调神大论》提出了"春夏养阳，秋冬养阴"的治则，现代医家据此制定了"冬病夏治，夏病冬治"的治法，如对于过敏性鼻炎、慢性支气管炎、支气管哮喘等肺系疾病属阳虚证候的患者，寒冷刺激容易诱发疾病发作或加重，可选择夏季自然界阳气最盛之三伏天治疗，顺应天时，以穴位贴敷或艾灸大椎、定喘、风门、肺俞、膏肓等穴，以温煦阳气，宣调肺气，亦是中医"治未病"思想的体现。

巩固提高

1.以下关于针刺美容美形的注意事项，哪项不正确？（单选）

A.疲劳、饥饿、虚弱的患者，待休息、进食、调理体质后再采用针刺美容美形治疗

B.孕妇一般不宜采用针刺美容美形治疗

C.儿童宜选用刺激量小、治疗时间短的疗法

D.胸背部上方穴位需深刺、直刺方能得气取效

2.下列哪项不属于艾灸美容美形的注意事项？（单选）

A.慎灸病证：实证、热证

B.慎灸部位：颜面部，孕妇腰骶部、下腹部

C.灸后处理：灸后局部皮肤微红灼热，属正常现象

D.出血性疾病不宜使用

3.以下关于自血穴位注射疗法注意事项的说法，哪些正确？（多选）

A.穴位注射治疗后忌食发物，如牛肉、羊肉、狗肉、海鲜、生姜、生葱、生蒜等，以免疾病诱发加重

B.特应性皮炎、荨麻疹等皮肤病宜在皮损局部外搽保湿乳剂（如维生素 E 乳膏等），增强皮肤屏障功能

C.月经期患者不宜采用自血穴位注射疗法

D.治疗后若针孔部位（如手足部、皮肤皱褶处等肌肉浅薄区域）出现疼痛或皮下淤血，一般 1 周左右可自行吸收，无需特殊处理

4.以下关于针灸美容美形治疗时机的宜忌，哪些正确？（多选）

A.急则治标，缓则治本

B.女性月经期、孕期和哺乳期不宜进行针灸疗法减肥

C.早期干预，疗效更佳

D.注重"因时制宜"在损美性疾病中的应用

5.以下关于穴位埋线疗法注意事项的说法，哪些正确？（多选）

A.治疗后 3 日内忌食发物

B.治疗后 3 日内不宜泡澡及游泳

C.减肥患者如治疗后出现食欲减退及饱腹感增强，属于不良反应

D.局部针孔疼痛一般 2～3 天可自行消失

扫码获取
► 穴位视频
► 专题知识
► 速记歌诀
► 参考答案

针灸美容美形宜调神

《灵枢·本神》"凡刺之法，先必本于神"。由于损美性疾病影响外在的美观，外表的不完美或多或少会对患者的心理产生影响，故损美性疾病有相当一部分属于心身疾病，在治疗这些疾病的同时应注重对患者心神的调理。

1. 医生——摸清性格、注重调神

（1）要科学地、客观地向患者讲明针灸美容美形的效果及所需要的治疗时间、疗程，以便得到患者的配合和理解。

（2）要根据患者的不同情况给予科学的生活指导，提高患者的配合度，加强疗效。

（3）在针灸过程中调整患者的情绪、性格及精神状态。如对于焦虑不安的患者可配合定神针，对于情绪郁闷的患者可配合郁三针，对于心神不宁的患者可配合手智针（详见第18页）。

2. 患者——树立信心、谨慎调养

（1）治疗前充分了解针灸美容美形的适应证、禁忌证与注意事项，解除顾虑，稳定情绪，树立信心，积极配合，如此心神安，血气和，经气易至，则见效快捷。

（2）治疗后还需要谨慎调养，做到"起居有常，不妄作劳"，即《素问·刺法论》所说"慎勿大怒""勿大醉歌乐""勿大悲伤""静神七日"，以发挥针灸美容美形疗法的远期效应，巩固疗效。善养其神者，方奏全功。

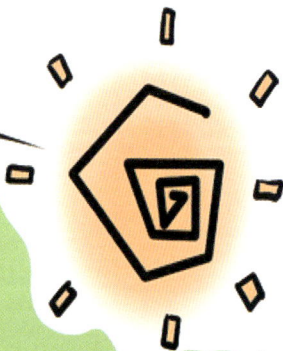

第二部分

针灸美容美形实战

第三章

针灸面部美容

❶ 告别"苹果脸"——面部肥胖

☁ 课前导读

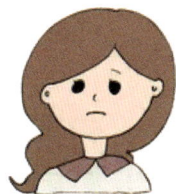

医生，我从小脸就肉乎乎、肥嘟嘟的，听朋友说"一针瘦脸"，想问一下是否安全？

您说的"一针瘦脸"是指注射肉毒素吧？这种方法适合咬肌肥大的求美者，对于像您这种皮下脂肪肥厚形成的圆脸，收效甚微。

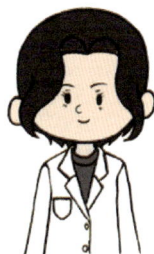

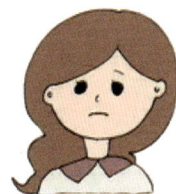

那针灸可以瘦脸吗？我只听说过针灸可以减肥，是否也有瘦脸的效果？

针灸不仅可以用于减肥，还可以起到瘦脸的效果。

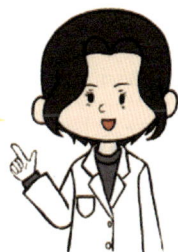

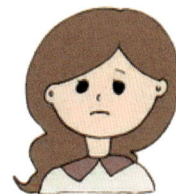

针灸瘦脸有什么不良反应吗？

针灸瘦脸无不良反应。如果能够配合细嚼慢咽、控制盐分摄入等饮食调整，效果更佳。

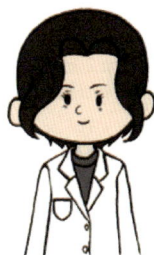

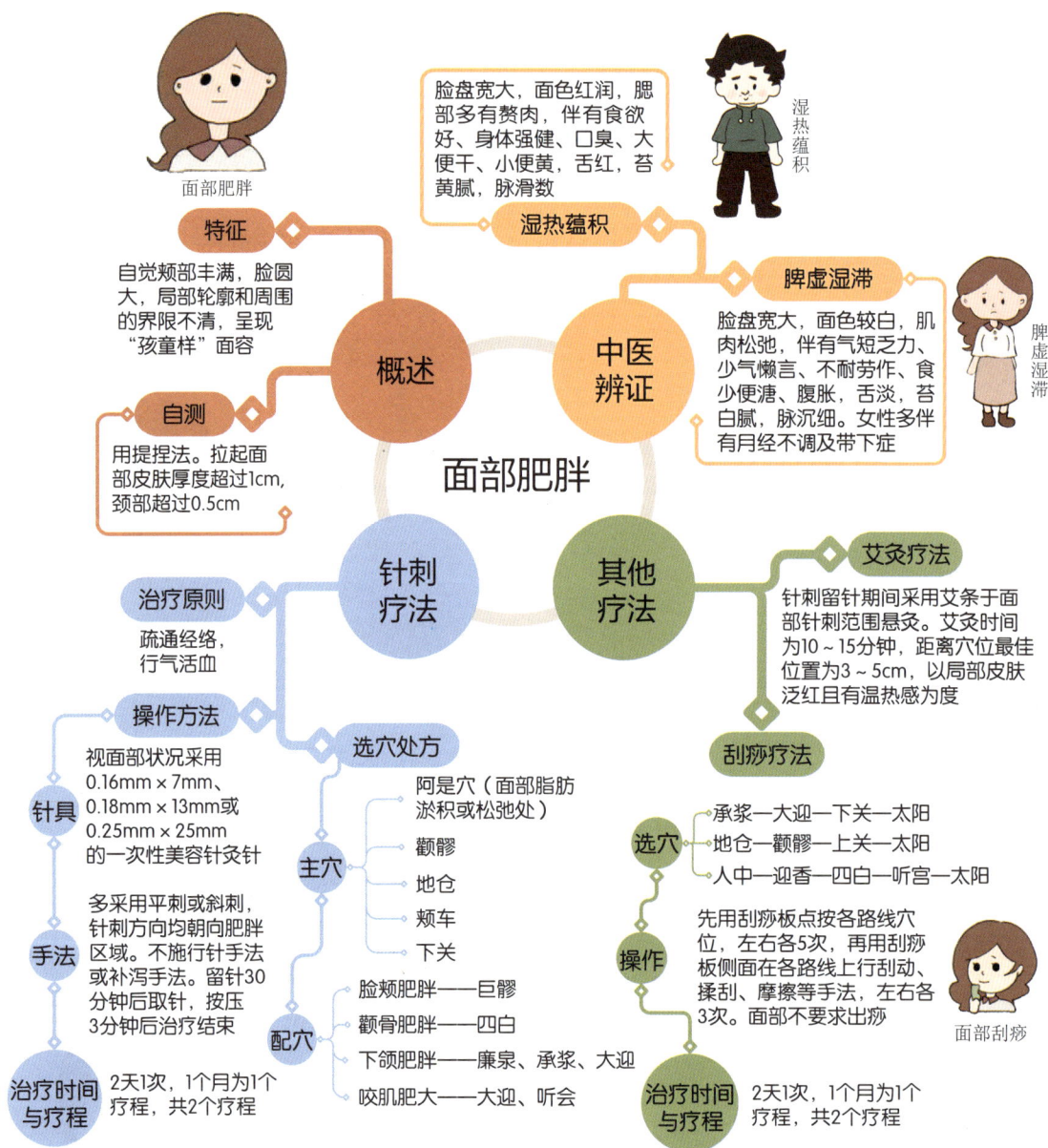

思维导图

面部肥胖

概述

特征 — 自觉颊部丰满，脸圆大，局部轮廓和周围的界限不清，呈现"孩童样"面容

面部肥胖

自测 — 用提捏法。拉起面部皮肤厚度超过1cm，颈部超过0.5cm

中医辨证

湿热蕴积 — 脸盘宽大，面色红润，腮部多有赘肉，伴有食欲好、身体强健、口臭、大便干、小便黄，舌红，苔黄腻，脉滑数

湿热蕴积

脾虚湿滞 — 脸盘宽大，面色较白，肌肉松弛，伴有气短乏力、少气懒言、不耐劳作、食少便溏、腹胀，舌淡，苔白腻，脉沉细。女性多伴有月经不调及带下症

脾虚湿滞

针刺疗法

治疗原则 — 疏通经络，行气活血

操作方法

针具 — 视面部状况采用0.16mm×7mm、0.18mm×13mm或0.25mm×25mm的一次性美容针灸针

手法 — 多采用平刺或斜刺，针刺方向均朝向肥胖区域。不施行针手法或补泻手法。留针30分钟后取针，按压3分钟后治疗结束

治疗时间与疗程 — 2天1次，1个月为1个疗程，共2个疗程

选穴处方

主穴 — 阿是穴（面部脂肪淤积或松弛处）、颧髎、地仓、颊车、下关

配穴 — 脸颊肥胖——巨髎；颧骨肥胖——四白；下颌肥胖——廉泉、承浆、大迎；咬肌肥大——大迎、听会

其他疗法

艾灸疗法 — 针刺留针期间采用艾条于面部针刺范围悬灸。艾灸时间为10~15分钟，距离穴位最佳位置为3~5cm，以局部皮肤泛红且有温热感为度

刮痧疗法

选穴 — 承浆—大迎—下关—太阳；地仓—颧髎—上关—太阳；人中—迎香—四白—听宫—太阳

操作 — 先用刮痧板点按各路线穴位，左右各5次，再用刮痧板侧面在各路线上行刮动、揉刮、摩擦等手法，左右各3次。面部不要求出痧

治疗时间与疗程 — 2天1次，1个月为1个疗程，共2个疗程

面部刮痧

知识拓展

面部肥胖评估方法

A线：从左耳郭与面部连接的最高点，经下颌骨边缘过下颌中部最低点，对称到右耳郭最高点的围度。

B线：从左耳郭与面部连接的最低点，横过鼻唇沟的中点，对称到右耳郭最低点的围度。

C线：下颌与颈交界成转折处的平行围度。

治疗前A、B、C三条线长度总和比治疗后A、B、C三条线长度总和减少6cm以上为显效，减少3～6cm为有效，减少3cm以下为无效。

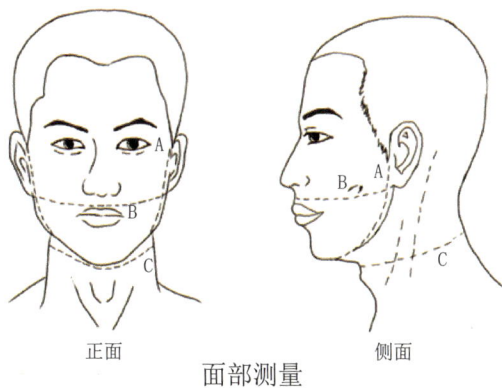

正面　　面部测量　　侧面

巩固提高

1. 以下关于脾虚湿滞型面部肥胖的说法，哪项不正确？（单选）
A. 食欲好、身体强健
B. 脸盘宽大、面色较白、肌肉松弛
C. 伴有气短乏力、少气懒言、不耐劳作、食少便溏、腹胀
D. 女性多伴有月经不调及带下症

2. 以下关于针刺疗法治疗面部肥胖的主穴，哪项不正确？（单选）
A. 阿是穴（面部脂肪淤积或松弛处）
B. 颧髎
C. 足三里
D. 颊车

3. 以下哪项不是刮痧疗法治疗面部肥胖的选穴路线？（单选）
A. 承浆—大迎—下关—太阳
B. 地仓—颧髎—上关—太阳
C. 人中—迎香—四白—听宫—太阳
D. 太阳—颧髎—下关—颊车

4. 针刺疗法治疗面部肥胖的配穴，以下对应关系不正确的有哪些？（多选）
A. 脸颊肥胖——巨髎
B. 颧骨肥胖——牵正
C. 下颌肥胖——大迎、听会
D. 咬肌肥大——廉泉、承浆、大迎

5. 以下关于艾灸疗法治疗面部肥胖的说法，哪些正确？（多选）
A. 针刺留针期间采用艾条于面部针刺范围悬灸
B. 艾灸时间为 30 ~ 45 分钟
C. 距离穴位最佳位置为 3 ~ 5cm
D. 以局部皮肤泛红且有温热感为度

扫码获取
▶ 穴位视频
▶ 专题知识
▶ 速记歌诀
▶ 参考答案

美容贴士

瘦脸操

【主穴】太阳、颧髎、下关、颊车四个穴位是瘦脸操按摩的重点穴位。它们分别分布在眼旁、两颧、耳前及咬肌附着处。

【方法】

（1）两手食指从眉间分推至眼角的凹陷处（即太阳），在此处按揉数秒，以穴位局部产生酸胀感为佳。

（2）两手食指从双侧内眼角开始沿鼻旁两侧推至鼻翼两旁后，向外推至颧骨中点下方凹陷处（即颧髎），在此处按揉数秒。

（3）两手食指从颧髎继续向外推至耳前下颌骨张口呈凹陷处（即下关），在此处按揉数秒。

（4）两手食指在咀嚼时咬肌隆起处（即颊车）按揉数秒。

（5）可将上述动作连贯起来，反复操作5～10次。最后双手掌托住下巴按揉并上提两侧肌肉，持续几分钟。

【配穴】若为心脾气虚引起的颜面虚浮，症见面色淡白无华、神疲乏力、少气懒言、气短自汗等，面部穴位按摩时需配合按揉内关、足三里（内关位于前臂掌侧，腕横纹上2寸，掌长肌腱与桡侧腕屈肌腱之间；足三里位于小腿前外侧，犊鼻下3寸，距胫骨前缘一横指），每穴按揉3～5分钟，每日2～3次。内关宁心安神、行气活血，足三里补脾益气、祛湿化痰，坚持治疗，可达到瘦脸的目的。

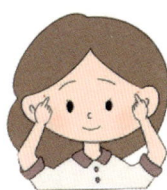

步骤一：按揉太阳　　步骤二：按揉颧髎

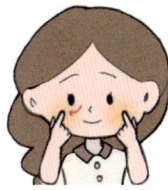

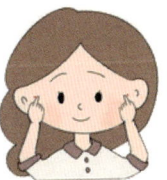

步骤三：按揉下关　　步骤四：按揉颊车

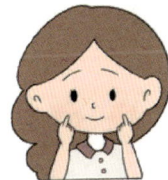

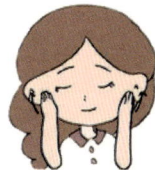

步骤五：上提两侧肌肉

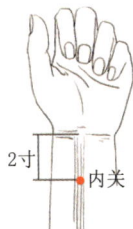

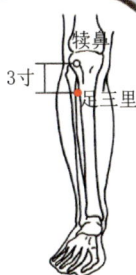

瘦脸操

2寸　内关

3寸　犊鼻　足三里

2 做战"痘"英雄——痤疮

☁ **课前导读**

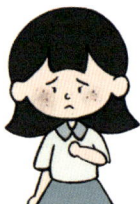

医生，我半年前脸上开始长青春痘，用了一些外用药膏，效果不好，最近还加重了一些。

看你面部痤疮的分布和痤疮皮损的形态，初步判断属于中度痤疮，需要规范性治疗。

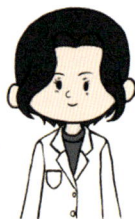

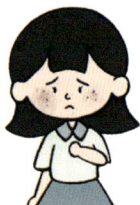

好的，怎么治疗呢？

自血穴位注射是一种治疗中重度痤疮的有效方法，你的情况需要规范接受治疗12~16次。

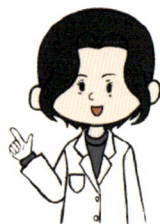

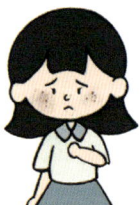

自血穴位注射疼吗？需要注意什么？

一次治疗2分钟左右就可以完成，疼痛比较短暂，是可以接受的。需要严格遵循治疗期间的注意事项。这里有一份注意事项，你详细看一下，有不明白的，我给你解答。

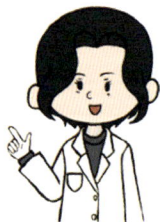

思维导图

痤疮为毛囊皮脂腺的慢性炎症性皮肤病，以颜面部、胸背部散在发生针尖或米粒样大小的皮疹为特点，初起如细小丘疹和脓疱，或见黑头，能挤出粉渣样物，严重时伴有结节、囊肿、瘢痕、色素沉着

概述

中医辨证

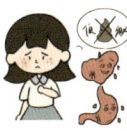
脾胃湿热

肺经风热

肺经风热
颜面部潮红，痤疮以散在分布的红色丘疹为主，可有脓疱，不出现疼痛等自觉症状，舌质淡红，苔薄黄，脉浮数

脾胃湿热
面部皮肤油腻，皮疹色红，或伴有脓疱、结节，炎症显著时可自觉局部灼热、疼痛，大便秘结，舌苔黄腻，脉濡或滑数

冲任不调
月经前后痤疮加重，可伴有月经不调、痛经，舌暗红，苔薄黄，脉弦细数

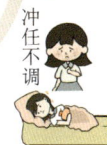
冲任不调

痰瘀互结
面颊及下颌部皮疹较多，以结节、囊肿为主，皮损内有脓血或黄色胶状物，日久不消退，破溃后遗留瘢痕，凹凸不平，舌暗红或紫暗，脉弦滑

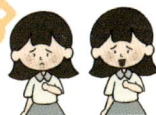
痰瘀互结

痤疮

针刺疗法

主穴：颧髎、太阳、合谷、三阴交、太冲

配穴：
肺经风热 ◇◇ 配大椎、曲池
脾胃湿热 ◇◇ 配足三里、阴陵泉
冲任不调 ◇◇ 配地机、次髎
痰瘀互结 ◇◇ 配丰隆、血海

操作：患者取平卧位或侧卧位，局部常规消毒后，用毫针针刺穴位，得气后留针30分钟

治疗时间与疗程：每日1次，10次为1个疗程，一般治疗1~3个疗程

作用：疏通经络，行气活血

其他疗法

自血穴位注射疗法

主穴：背三针
风门——祛风解表
大杼——疏风散邪
肺俞——补益肺气

配穴：
肺经风热 ◇◇ 配大椎
脾胃湿热 ◇◇ 配曲池
冲任不调 ◇◇ 配三阴交
痰瘀互结 ◇◇ 配血海

操作：选用2~5mL一次性无菌注射器（带6~7号注射针头）抽取静脉血2~5mL，然后将针头缓慢刺入所选穴位肌层，有"得气感"后便可将自身血液注射入穴位内，每个穴位注射量为0.5~1mL

治疗时间与疗程：每周1次，4次为1个疗程，一般治疗3~4个疗程

作用：祛风活血，调节免疫

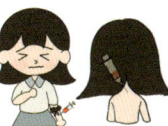
自血穴位注射疗法

刺络拔罐疗法

取穴：①大椎、肺俞；②膈俞、肝俞。两组穴位交替使用

操作：局部皮肤常规消毒后，用三棱针快速点刺穴位局部，以微出血为度，继之分别在所刺之穴位上拔罐，留罐10分钟，以出血量共计3~5mL为宜。起罐后用消毒干棉球擦净血迹

治疗时间与疗程：隔3天治疗1次，10次为1个疗程，治疗1~3个疗程

作用：解毒散结，祛瘀生新

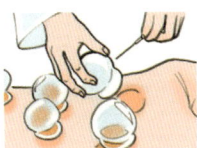
刺络拔罐疗法

自血穴位注射疗法治疗痤疮的源流、疗效机制与注意事项

1.源流

自身血之药用，始记载于明代李时珍所著《本草纲目》："人血气味咸，平，有毒，主治羸病人皮肉干枯，身上麸片起，又狂犬咬，寒热欲发者，并刺血热饮之。"1903年，自血疗法首次在法国报道用于特应性皮炎等皮肤病的治疗。20世纪30年代，我国关于自血疗法治疗皮肤病、肺病等临证应用屡见报道。20世纪60年代，"靳三针"创始人靳瑞教授将自血疗法与经络穴位理论相结合，创立自血穴位注射疗法。目前临床上自血穴位注射疗法的优势病种主要集中在皮肤科，其中痤疮使用频次最多，约占30.07%。

2.疗效机制

现代临床研究表明，自血穴位注射疗法可以改善痤疮患者的皮损程度、降低痤疮患者证候积分、改善患者生活质量。实验研究表明，Th1/Th2免疫偏移参与重度痤疮发病机制，自血穴位注射疗效机制与自身血作为微量变应原刺激机体，活化T淋巴细胞，提高Treg细胞数量与功能，纠正机体Th1/Th2免疫偏移，从而减轻痤疮皮损炎性反应，促进炎性细胞消退，减少痤疮瘢痕形成有关。

3.注意事项

（1）穴位注射后，有局部疼痛或不适属正常现象。若穴位处有淤青，可使用生土豆片外敷。

（2）自血穴位注射治疗期间，忌食发物，如牛肉、羊肉、狗肉、海鲜、生姜、生葱、生蒜等。

（3）自血穴位注射治疗期间，治疗痤疮的相关中西药物停用(具体可咨询医生)。

（4）用维生素E乳膏、凡士林乳膏一早一晚交替涂抹患处。

（5）治疗期间尽量避免辛辣刺激性食物及烟酒刺激。

（6）如发热体温超过38℃者不适合做自血穴位注射治疗，女性经期可以进行自血穴位注射治疗。

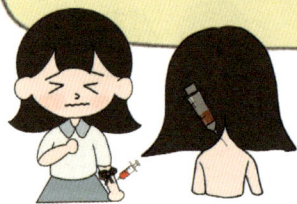

自血穴位注射疗法

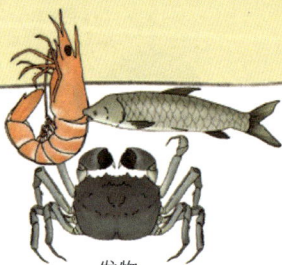

发物

巩固提高

1. 以下关于痤疮分级的说法，哪项不正确？（单选）
A. Ⅰ级（轻度）：有炎性丘疹
B. Ⅱ级（轻至中度）：除粉刺外还有炎性丘疹
C. Ⅲ级（中度）：除有粉刺、炎性丘疹外还有脓疱
D. Ⅳ级（重度）：除有粉刺、炎性丘疹及脓疱外还有结节、囊肿或瘢痕

2. 以下哪项不是自血穴位注射疗法治疗痤疮的主穴？（单选）
A. 风门
B. 大杼
C. 肺俞
D. 大椎

3. 以下关于痤疮的辨证分型，哪些正确？（多选）
A. 肺经风热
B. 脾胃湿热
C. 冲任不调
D. 痰瘀互结

4. 以下关于痰瘀互结型痤疮的说法，哪些不正确？（多选）
A. 月经前后痤疮加重
B. 面颊及下颌部皮疹较多，以结节、囊肿为主
C. 面部皮肤油腻
D. 皮损内有脓血或黄色胶状物，日久不消退，破溃后遗留瘢痕，凹凸不平

5. 以下关于自血穴位注射疗法治疗痤疮的疗效机制，哪些正确？（多选）
A. 自身血作为微量变应原刺激机体
B. 活化 T 淋巴细胞，提高 Treg 细胞数量与功能
C. 纠正机体 Th1/Th2 免疫偏移
D. 减轻痤疮皮损炎性反应

扫码获取
▶ 穴位视频
▶ 专题知识
▶ 速记歌诀
▶ 参考答案

美容贴士

痤疮分级

依据皮损性质将痤疮分为3度、4级：

① Ⅰ级（轻度）：仅有粉刺。

② Ⅱ级（轻至中度）：除粉刺外还有炎性丘疹。

③ Ⅲ级（中度）：除有粉刺、炎性丘疹外还有脓疱。

④ Ⅳ级（重度）：除有粉刺、炎性丘疹及脓疱外还有结节、囊肿或瘢痕。

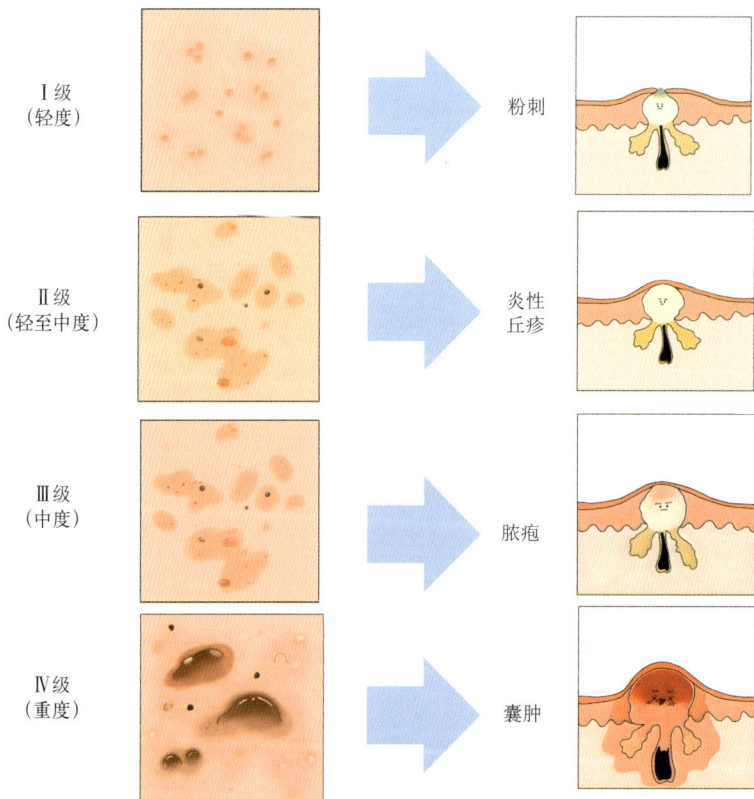

Ⅰ级（轻度）	→	粉刺
Ⅱ级（轻至中度）	→	炎性丘疹
Ⅲ级（中度）	→	脓疱
Ⅳ级（重度）	→	囊肿

❸ 焕发眼周光彩——眼袋

☁ 课前导读

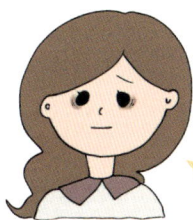

医生，我这几年工作繁忙，经常熬夜，眼袋越来越明显，看起来没精打采，已经针灸治疗了几次，感觉有了一些改善。我想请教一下，针灸治疗眼袋需要多久？还有其他方法可以配合加强治疗效果吗？

眼袋的形成往往与年龄、睡眠不足、阳光直射或电脑辐射、遗传等有关，针灸治疗眼袋有一定效果，一般需要10~20次针灸治疗，但需配合调整作息与改变不良生活方式，才能使疗效持久稳定。

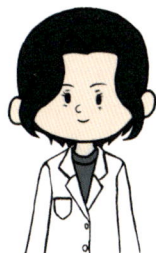

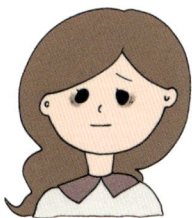

好的，我会尽量减少熬夜，也坚持治疗一段时间看下情况。

等治疗完，我教您如何按摩眼周穴位。平时工作劳累或睡眠不足时可自行操作，能一定程度缓解症状。

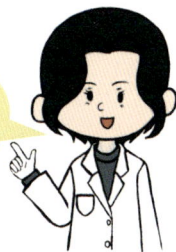

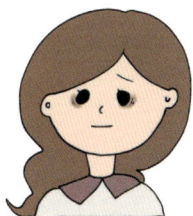

那太好了！

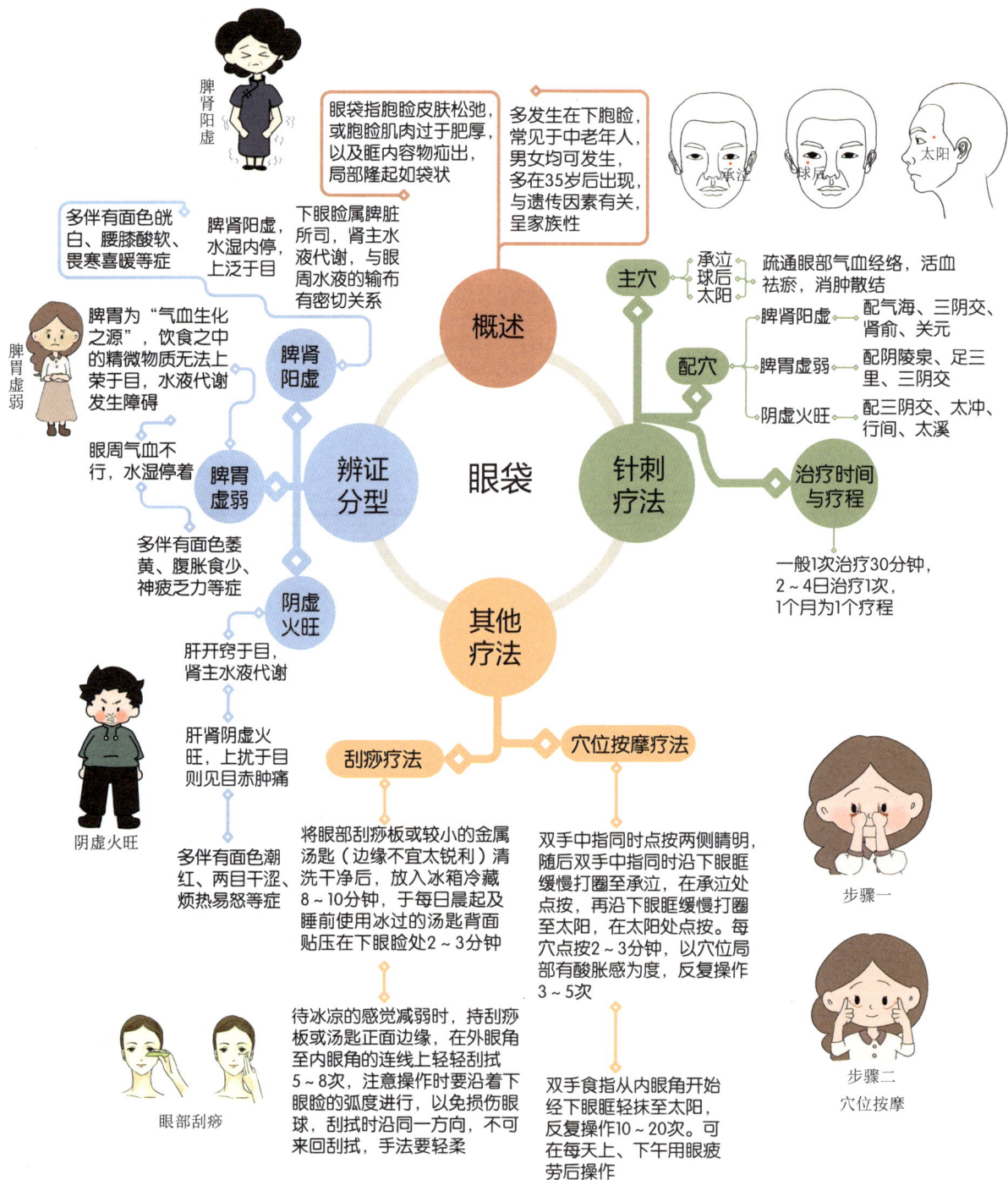

思维导图

脾肾阳虚

眼袋指胞睑皮肤松弛，或胞睑肌肉过于肥厚，以及眶内容物疝出，局部隆起如袋状

多发生在下胞睑，常见于中老年人，男女均可发生，多在35岁后出现，与遗传因素有关，呈家族性

承泣　球后　太阳

多伴有面色㿠白、腰膝酸软、畏寒喜暖等症

脾肾阳虚，水湿内停，上泛于目

下眼睑属脾脏所司，肾主水液代谢，与眼周水液的输布有密切关系

概述

主穴　承泣　球后　太阳　　疏通眼部气血经络，活血祛瘀，消肿散结

脾胃为"气血生化之源"，饮食之中的精微物质无法上荣于目，水液代谢发生障碍

脾肾阳虚

脾肾阳虚　配气海、三阴交、肾俞、关元

脾胃虚弱

脾胃虚弱　配阴陵泉、足三里、三阴交

辨证分型

眼袋

针刺疗法

配穴

眼周气血不行，水湿停着

脾胃虚弱

阴虚火旺　配三阴交、太冲、行间、太溪

治疗时间与疗程

多伴有面色萎黄、腹胀食少、神疲乏力等症

阴虚火旺

一般1次治疗30分钟，2～4日治疗1次，1个月为1个疗程

肝开窍于目，肾主水液代谢

其他疗法

肝肾阴虚火旺，上扰于目则见目赤肿痛

刮痧疗法

穴位按摩疗法

阴虚火旺

多伴有面色潮红、两目干涩、烦热易怒等症

将眼部刮痧板或较小的金属汤匙（边缘不宜太锐利）清洗干净后，放入冰箱冷藏8～10分钟，于每日晨起及睡前使用冰过的汤匙背面贴压在下眼睑处2～3分钟

双手中指同时点按两侧睛明，随后双手中指同时沿下眼眶缓慢打圈至承泣，在承泣处点按，再沿下眼眶缓慢打圈至太阳，在太阳处点按。每穴点按2～3分钟，以穴位局部有酸胀感为度，反复操作3～5次

步骤一

待冰凉的感觉减弱时，持刮痧板或汤匙正面边缘，在外眼角至内眼角的连线上轻轻刮拭5～8次，注意操作时要沿着下眼睑的弧度进行，以免损伤眼球，刮拭时沿同一方向，不可来回刮拭，手法要轻柔

双手食指从内眼角开始经下眼眶轻抹至太阳，反复操作10～20次。可在每天上、下午用眼疲劳后操作

步骤二
穴位按摩

眼部刮痧

知识拓展

耳穴疗法祛眼袋

【概念】耳穴疗法是在耳郭穴位上用针刺或其他方法进行刺激，以诊治疾病的一种方法。

【穴位选取】眼睑、下垂点、腹水点、脾、肝、胃、眼、颞、内分泌、三焦。

眼睑、下垂点、腹水点、脾为经验穴，定位如下：

① 眼睑：对屏尖与平喘穴之间。

② 下垂点：十二指肠的外上方偏胃处。

③ 腹水点：十二指肠与肾连线的上1/3 与下2/3 的交点。

④ 脾：在心的水平线上。

【操作方法】双耳郭常规消毒后，用小镊子夹住图钉型皮内针针柄，针尖对准选定的穴位，轻轻垂直刺入，待患者感到疼痛或热胀后，将环状针柄留在皮肤上，然后用胶布贴敷固定。每天用手按压3次（每晚睡前按压1次），3～7天更换1次，双耳交替。

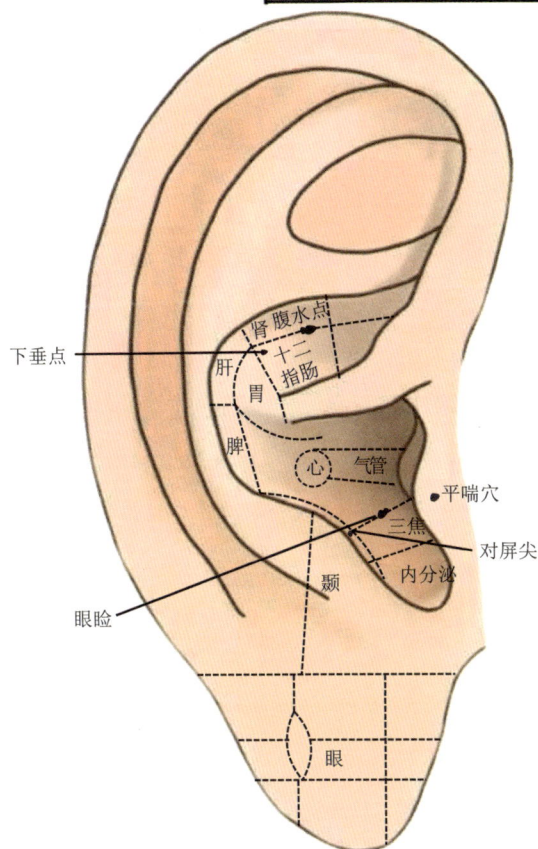

【治疗机制】早在《黄帝内经》中就有"耳者，宗脉之所聚也"的记载。1957年，法国医学博士诺吉尔提出"倒置胎儿"的耳穴分布规律，从而开启了耳穴疗法的系统研究和运用。耳穴在耳郭的分布犹如倒置的胚胎，当躯体或脏腑发生病变时，耳郭往往会在相应部位出现阳性反应点，如结节、压痛等。通过刺激相应耳穴则可起到强身健体、防治疾病的作用。耳穴埋针等可留置3～5天，期间可嘱患者根据疾病发作或加重的时间规律按压、刺激耳穴，以加强疗效，如失眠的患者可在睡前半小时按压相应耳穴。

1. 以下哪项不是眼袋形成的主要原因？（单选）
A. 遗传
B. 睡眠不足
C. 年龄，一般 35 岁后出现眼袋
D. 缺乏运动

2. 以下哪项不是针刺疗法治疗眼袋的主穴？（单选）
A. 承泣
B. 球后
C. 太阳
D. 印堂

3. 以下关于眼袋的辨证分型，哪几项正确？（多选）
A. 脾肾阳虚
B. 脾胃虚弱
C. 冲任不调
D. 阴虚火旺

4. 以下关于阴虚火旺型眼袋的说法，哪几项不正确？（多选）
A. 肝肾阴虚火旺，上扰于目则见目赤肿痛
B. 面色潮红、两目干涩、烦热易怒
C. 面色㿠白、腰膝酸软
D. 腹胀食少、神疲乏力

5. 以下关于耳穴疗法祛眼袋的说法，哪几项正确？（多选）
A. 在耳郭穴位上用针刺或其他方法进行刺激
B. 当躯体或脏腑发生病变时，耳郭往往会在相应部位出现阳性反应点
C. 用小镊子夹住图钉型皮内针针柄，针尖对准选定的穴位，轻轻垂直刺入
D. 穴位选取：眼睑、下垂点、腹水点、脾、肝、胃、眼、颞、内分泌、三焦

扫码获取
▶ 穴位视频
▶ 专题知识
▶ 速记歌诀
▶ 参考答案

美容贴士

眼袋形成的常见原因及预防方法

1.常见原因

（1）年龄：随着年龄的增加，面部开始衰老，下眼睑和外眼角处皮肤逐渐松弛，伴随眼周出现皱纹，多见于中老年人。

（2）睡眠：长期睡眠不足会使眼周组织慢性疲劳，血运出现障碍，形成眼袋。

（3）辐射：经常受到阳光直射或长时间操作电脑都会使眼周稚嫩的肌肤受到侵害，提早衰老，形成眼袋。

（4）遗传：有些人在35岁前即出现眼袋，表现为靠近下眼睑缘处呈弧形，但皮肤并不松弛，且无明显诱因，可考虑与遗传有关。

（5）其他：如节食减肥导致体重过于快速下降或营养不良，脂肪量迅速改变从而影响了眼周皮肤弹性，形成眼袋。长期采用下拉眼皮的方法戴隐形眼镜，也可造成眼袋形成。另外，肾病或妊娠也可引起眼袋形成。

步骤一
按揉攒竹穴

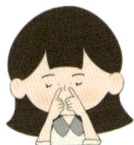

步骤二
按揉睛明穴

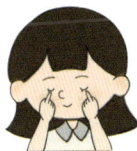

步骤三
按揉四白穴

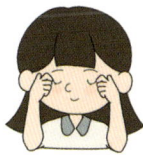

步骤四
按揉太阳穴、
刮上眼眶

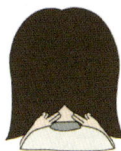

步骤五
按揉风池穴

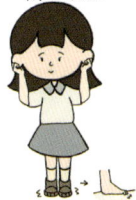

步骤六
揉耳垂、脚趾抓地

眼保健操

2.预防方法

（1）睡前喝水要适量。容易产生眼袋的人应多运动，或常做脸部、眼部按摩，有助局部血液循环，避免形成眼袋。

（2）少吃生冷及辛辣刺激性食物，适量摄取鱼类、胡萝卜、番茄、马铃薯、动物肝脏、豆类等富含维生素A和B族维生素的有益于保护眼睛的食物。

（3）常做眼保健操，按摩眼睛周边穴位，加快眼周血液循环。

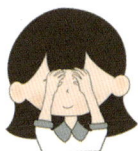

④ 不想做"黄脸婆"——面黄

课前导读

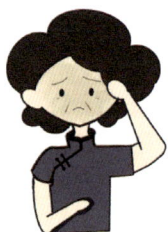

甄医生，我最近照镜子总感觉自己面色发黄，担心是有什么胃肠疾病，还去做了检查，医生都说没有问题，这是什么原因呢？

面色发黄分为病理性和生理性，排除了胆结石、肝硬化、肺结核、慢性失血等疾病，生理性原因如营养不良、睡眠不足等也会导致面黄。

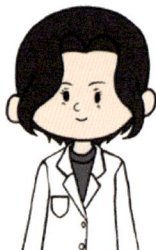

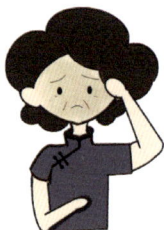

那面黄可以治疗吗？

可以根据面黄的情况，采用艾灸、穴位埋线等方法治疗。

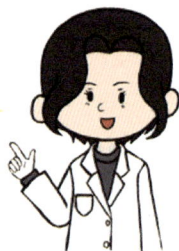

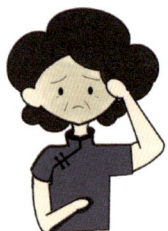

好的，我想治疗面黄的问题，不想做"黄脸婆"，哈哈。

我们来根据您的情况制订详细的治疗方案吧。

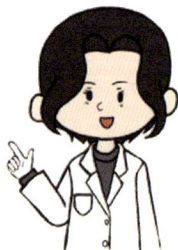

思维导图

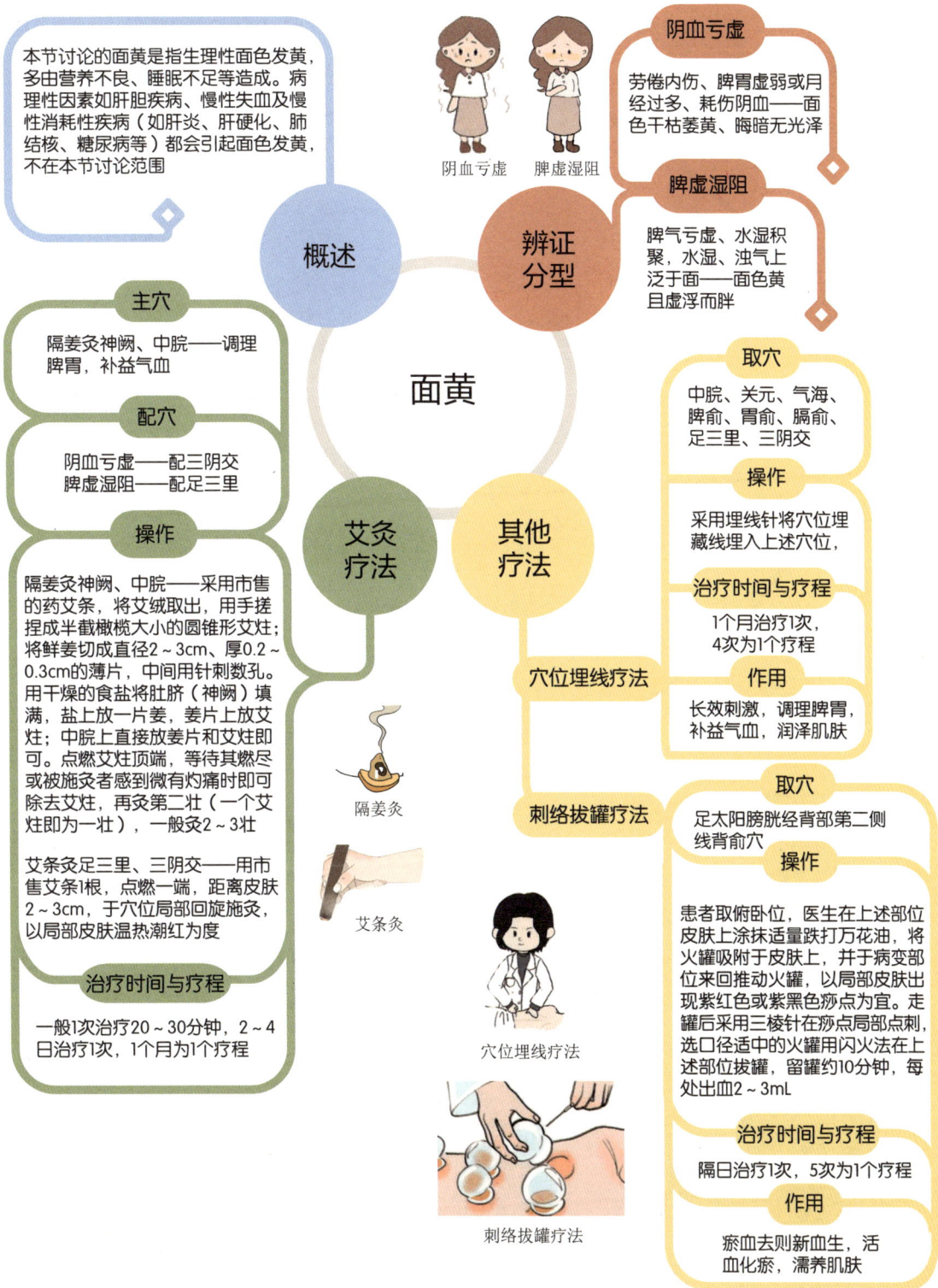

本节讨论的面黄是指生理性面色发黄，多由营养不良、睡眠不足等造成。病理性因素如肝胆疾病、慢性失血及慢性消耗性疾病（如肝炎、肝硬化、肺结核、糖尿病等）都会引起面色发黄，不在本节讨论范围

概述

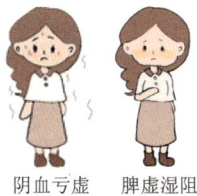

阴血亏虚　　脾虚湿阻

辨证分型

面黄

阴血亏虚

劳倦内伤、脾胃虚弱或月经过多、耗伤阴血——面色干枯萎黄、晦暗无光泽

脾虚湿阻

脾气亏虚、水湿积聚，水湿、浊气上泛于面——面色黄且虚浮而胖

主穴

隔姜灸神阙、中脘——调理脾胃，补益气血

配穴

阴血亏虚——配三阴交
脾虚湿阻——配足三里

操作

隔姜灸神阙、中脘——采用市售的药艾条，将艾绒取出，用手搓捏成半截橄榄大小的圆锥形艾炷；将鲜姜切成直径2～3cm、厚0.2～0.3cm的薄片，中间用针刺数孔。用干燥的食盐将肚脐（神阙）填满，盐上放一片姜，姜片上放艾炷；中脘上直接放姜片和艾炷即可。点燃艾炷顶端，等待其燃尽或被施灸者感到微有灼痛时即可除去艾炷，再灸第二壮（一个艾炷即为一壮），一般灸2～3壮

艾条灸足三里、三阴交——用市售艾条1根，点燃一端，距离皮肤2～3cm，于穴位局部回旋施灸，以局部皮肤温热潮红为度

治疗时间与疗程

一般1次治疗20～30分钟，2～4日治疗1次，1个月为1个疗程

艾灸疗法

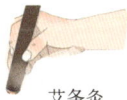

隔姜灸

艾条灸

其他疗法

取穴

中脘、关元、气海、脾俞、胃俞、膈俞、足三里、三阴交

操作

采用埋线针将穴位埋藏线埋入上述穴位，

治疗时间与疗程

1个月治疗1次，4次为1个疗程

作用

长效刺激，调理脾胃，补益气血，润泽肌肤

穴位埋线疗法

刺络拔罐疗法

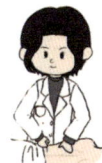

穴位埋线疗法

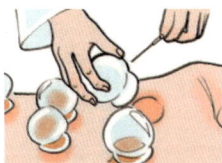

刺络拔罐疗法

取穴

足太阳膀胱经背部第二侧线背俞穴

操作

患者取俯卧位，医生在上述部位皮肤上涂抹适量跌打万花油，将火罐吸附于皮肤上，并于病变部位来回推动火罐，以局部皮肤出现紫红色或紫黑色瘀点为宜。走罐后采用三棱针在瘀点局部点刺，选口径适中的火罐用闪火法在上述部位拔罐，留罐约10分钟，每处出血2～3mL

治疗时间与疗程

隔日治疗1次，5次为1个疗程

作用

瘀血去则新血生，活血化瘀，濡养肌肤

知识拓展

穴位埋线疗法治疗面黄的特点优势与注意事项

1.取穴

中脘、关元、气海、脾俞、胃俞、膈俞、足三里、三阴交。

2.特点优势

（1）以线代针，针线双效：集多种方法（如针刺、埋针、穴位注射等）、多种效应于一体，加强调整经络、脏腑功能的作用。

（2）刺激持久，疗效巩固：长效针感，可调理脾胃、补益气血，气血充足上荣于面则面色发黄、容颜憔悴自消。

（3）就诊次数少：1个月治疗1次，对于慢性损美性疾病，可提高患者的依从性。

3.注意事项

（1）局部皮肤感染、溃疡、感冒发热、月经期、有出血倾向者均不宜埋线；胸背部埋线不宜过深，防止伤及内脏。

（2）埋线3天内不宜泡澡、游泳，以免污染针孔；避免食用鱼腥及发物。

（3）埋线后局部轻度红肿热痛、轻度发热乏力属正常现象，一般2～3天即自行消失。

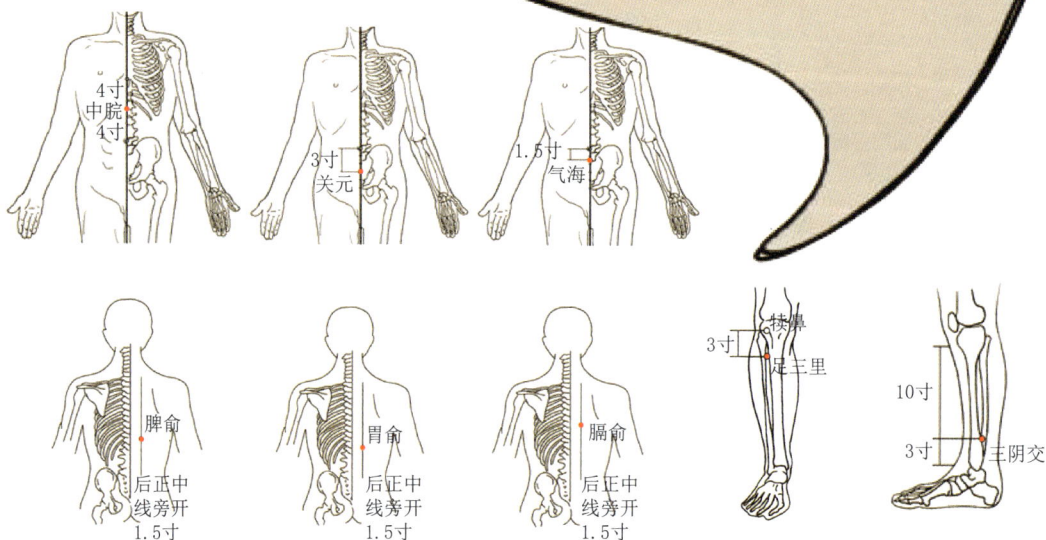

巩固提高

1. 以下哪项不是针灸治疗面黄的常用方法？（单选）

A. 穴位埋线疗法

B. 艾灸疗法

C. 刺络拔罐疗法

D. 自血穴位注射疗法

2. 以下哪项不是穴位埋线疗法治疗面黄的主穴？（单选）

A. 胃俞

B. 脾俞

C. 下关

D. 膈俞

3. 以下关于面黄的辨证分型，哪几项正确？（多选）

A. 脾肾阳虚

B. 脾虚湿阻

C. 冲任不调

D. 阴血亏虚

4. 以下关于穴位埋线疗法治疗面黄的特点优势，哪几项正确？（多选）

A. 以线代针，针线双效

B. 刺激持久，疗效巩固

C. 就诊次数少

D. 起效快速，立竿见影

5. 以下关于刺络拔罐疗法治疗面黄的说法，哪几项正确？（多选）

A. 取穴为足太阳膀胱经背部第二侧线背俞穴

B. 走罐后采用三棱针在瘀点局部点刺，留罐约 10 分钟，每处出血 10～20mL

C. 作用为瘀血去则新血生、活血化瘀、濡养肌肤

D. 隔日治疗 1 次，5 次为 1 个疗程

扫码获取
▶ 穴位视频
▶ 专题知识
▶ 速记歌诀
▶ 参考答案

面黄形成的常见原因及预防方法

1.常见原因

（1）营养不良或不均衡：过度节食引起的营养不良及节食、挑食引起的营养不均衡，都会造成体内代谢功能低下或紊乱，导致面色发黄、晦暗、无光泽，消瘦等。

（2）睡眠不足或情绪问题等：睡眠不足、情绪低落、精神压力过重、过度劳累，均会引起人体代谢紊乱或内分泌失调而出现面色发黄。

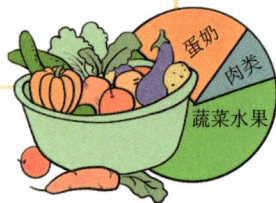

2.预防方法

"有诸内，必形于外"，面色发黄是脏腑功能失调的信号。预防面黄形成宜养成良好的生活习惯，并注重自身健康的调整。

（1）少吃煎炸熏烤等深加工食品，多吃新鲜蔬菜水果，富含营养的食物如牛奶、鸡蛋、鱼虾、豆类等。

（2）起居有常，不妄作劳，养成良好的作息规律，早睡早起，心情愉悦，适量运动。

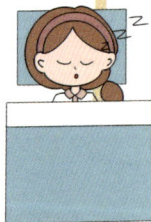

5 跟"熊猫眼"说拜拜——黑眼圈

课前导读

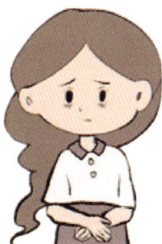

医生，我最近几个月的月经量明显增多，有时要半个月才结束，小腹部坠胀，白带量多，黑眼圈越来越严重，去医院做检查发现子宫肌瘤。

女性突然出现黑眼圈或者黑眼圈明显加重，伴随月经失调、痛经、下腹坠胀、腰部酸痛等症状时，一定要引起足够的重视，尽快去医院检查以排除排卵障碍性异常子宫出血、子宫肌瘤等妇科疾病。

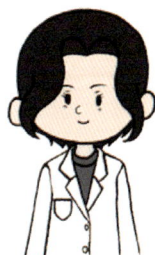

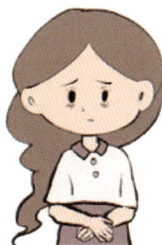

您说的没错，我好朋友今年26岁，最近出现月经周期不正常、出血量大，她说也有眼圈发黑，还有头晕、乏力，因为我检查发现子宫肌瘤，她也去医院做检查，医生说她不是子宫肌瘤，而是得了排卵障碍性异常子宫出血。

黑眼圈是妇科疾病的信号，积极治疗妇科疾病的同时，可以通过艾灸、眼周穴位按摩等缓解症状。

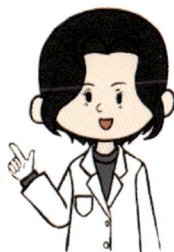

好的，您教我学一下这些方法吧。

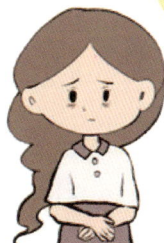

好的，我详细看一下您的舌脉等情况，根据您的中医证候给您介绍相关方法和操作。

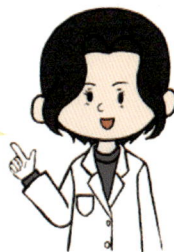

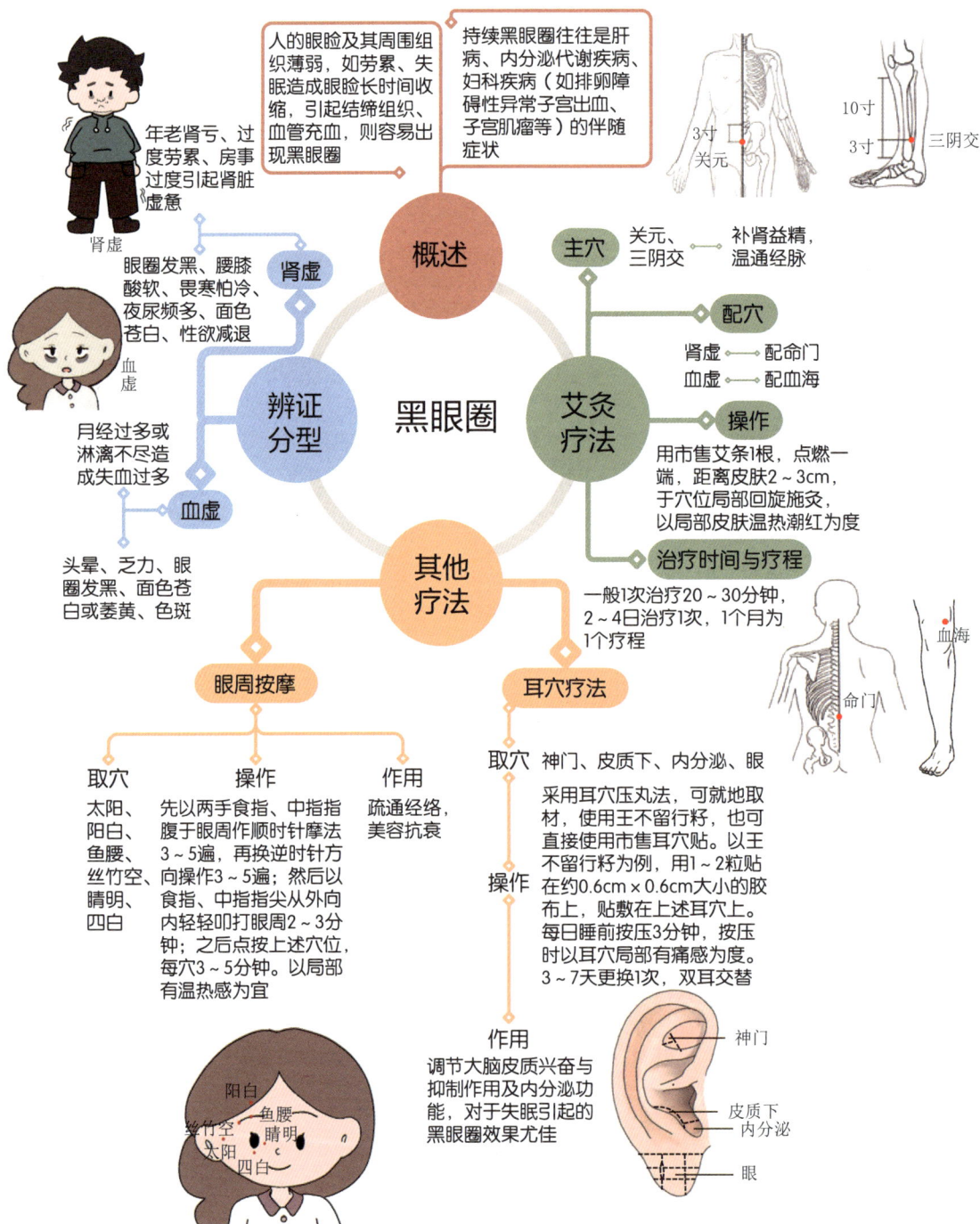

思维导图

黑眼圈

概述
- 人的眼睑及其周围组织薄弱，如劳累、失眠造成眼睑长时间收缩，引起结缔组织、血管充血，则容易出现黑眼圈
- 持续黑眼圈往往是肝病、内分泌代谢疾病、妇科疾病（如排卵障碍性异常子宫出血、子宫肌瘤等）的伴随症状

辨证分型
- 年老肾亏、过度劳累、房事过度引起肾脏虚惫
- **肾虚** —— 眼圈发黑、腰膝酸软、畏寒怕冷、夜尿频多、面色苍白、性欲减退
- 肾虚
- 血虚
- 月经过多或淋漓不尽造成失血过多
- **血虚** —— 头晕、乏力、眼圈发黑、面色苍白或萎黄、色斑

艾灸疗法
- **主穴** —— 关元、三阴交 —— 补肾益精，温通经脉
- **配穴**
  - 肾虚 —— 配命门
  - 血虚 —— 配血海
- **操作** —— 用市售艾条1根，点燃一端，距离皮肤2~3cm，于穴位局部回旋施灸，以局部皮肤温热潮红为度
- **治疗时间与疗程** —— 一般1次治疗20~30分钟，2~4日治疗1次，1个月为1个疗程

3寸 关元
10寸 3寸 三阴交
血海
命门

其他疗法

眼周按摩
- **取穴** —— 太阳、阳白、鱼腰、丝竹空、睛明、四白
- **操作** —— 先以两手食指、中指指腹于眼周作顺时针摩法3~5遍，再换逆时针方向操作3~5遍；然后以食指、中指指尖从外向内轻轻叩打眼周2~3分钟；之后点按上述穴位，每穴3~5分钟。以局部有温热感为宜
- **作用** —— 疏通经络，美容抗衰

阳白
丝竹空 鱼腰
太阳 睛明
四白

耳穴疗法
- **取穴** —— 神门、皮质下、内分泌、眼
- **操作** —— 采用耳穴压丸法，可就地取材，使用王不留行籽，也可直接使用市售耳穴贴。以王不留行籽为例，用1~2粒贴在约0.6cm×0.6cm大小的胶布上，贴敷在上述耳穴上。每日睡前按压3分钟，按压时以耳穴局部有痛感为度。3~7天更换1次，双耳交替
- **作用** —— 调节大脑皮质兴奋与抑制作用及内分泌功能，对于失眠引起的黑眼圈效果尤佳

神门
皮质下
内分泌
眼

黑眼圈穴位保健疗法

1.浴足

通过药浴和手法按摩刺激足部穴位或反射区来防治疾病。

【操作】肉桂、杜仲各30g、川芎、当归各20g，加水约2500mL，烧开，再加入白酒约10mL，当水温降至约40℃时，泡脚20分钟（期间10分钟左右加入开水一次，以保持水温），以全身微微出汗为佳。然后将双脚擦干，用拇指指腹按揉足底涌泉(在足底部，卷足时足前部凹陷处，约当足底第2、3趾趾缝纹头端与足跟连线的前1/3与后2/3交点上)约3分钟。此法宜在每晚睡前进行。

【作用】具有温补肾阳、活血养颜的作用，可祛除黑眼圈，还能缓解疲劳、促进睡眠、温煦四肢。

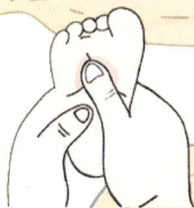

按揉涌泉

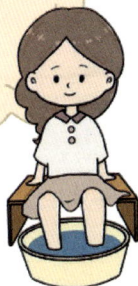

泡脚

2.擦腰

中医理论认为，"腰为肾之府"，肾脏位于腰部，通过擦腰的方法能起到补肾助阳的作用。

【操作】每日于睡前，侧卧于床上，一手小鱼际部着力于同侧腰部，自上而下作高速轻擦，到深部有热灼感为止。再换手操作另一侧。或坐于床上，双手同时自上而下操作。坚持数月。

【作用】祛除黑眼圈的同时，还能改善肾虚引起的腰膝冷痛的症状。

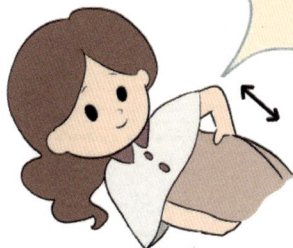

擦腰

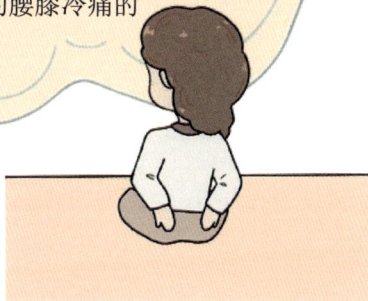

巩固提高

1.以下哪项不是针灸治疗黑眼圈的常用方法？（单选）
A. 穴位埋线疗法
B. 艾灸疗法
C. 耳穴疗法
D. 眼周按摩

2.以下哪项不是艾灸疗法治疗黑眼圈的常用取穴？（单选）
A. 太阳
B. 命门
C. 三阴交
D. 关元

3.以下关于黑眼圈的辨证分型，哪几项正确？（多选）
A. 肾虚
B. 脾虚
C. 气虚
D. 血虚

4.以下关于穴位保健防治黑眼圈的说法，哪几项正确？（多选）
A. 浴足具有温补肾阳、活血养颜的作用，可祛除黑眼圈
B. 擦腰能起到补肾助阳的作用
C. 擦腰在祛除黑眼圈的同时，还能改善肾虚引起的腰膝冷痛的症状
D. 浴足常用于足部疾患，不具有全身调理作用

5.以下关于眼周按摩治疗黑眼圈的说法，哪几项正确？（多选）
A. 取穴为太阳、阳白、鱼腰、丝竹空、睛明、四白
B. 先以两手食指、中指指腹于眼周作顺时针摩法 3 ~ 5 遍，再换逆时针方向操作 3 ~ 5 遍
C. 以食指、中指指尖从外向内轻轻叩打眼周 2 ~ 3 分钟，以局部有温热感为宜
D. 作用为疏通经络、美容抗衰

扫码获取
➤ 穴位视频
➤ 专题知识
➤ 速记歌诀
➤ 参考答案

黑眼圈形成的常见原因及预防方法

1.常见原因

（1）陋习：经常熬夜、长时间使用电脑、酗酒、浓妆等都是造成黑眼圈的常见原因。这些陋习会导致眼周过度疲劳、局部血液循环不良或化妆品色素沉着等。

（2）肾虚：年老肾亏、过度劳累或房事过度等都会导致肾虚而引发黑眼圈，而现代年轻人由于生活节奏加快、工作压力加大及环境污染等，往往被原本属于中老年人的肾虚所困扰，黑眼圈就会不请自来。久病大病过后，精血亏虚也是黑眼圈的诱因。

（3）月经不调：如月经周期提前或错后、经期过长、经量过大、痛经等都会造成黑眼圈。另外，妇科疾病如排卵障碍性异常子宫出血、子宫肌瘤等也是引起眼圈发黑的原因。

（4）遗传：无明显诱因的黑眼圈，与家族性遗传因素有关。

（5）静脉血管淤塞：眼窝或眼睑的静脉瘤或静脉曲张，以及眼睑的长期水肿，都会引起静脉血管淤塞，产生黑眼圈。

2.预防方法

（1）保正充足的睡眠(7～9小时)；改正不良的饮食习惯，勿摄入过多生冷或辛辣刺激性食物，忌抽烟、喝酒；彻底卸妆，以免化妆品色素渗透或残留。

（2）如黑眼圈伴有腰膝酸软、头晕耳鸣、失眠健忘、盗汗、女子经少经闭、大便秘结、舌红少苔、脉细数等肾阴虚表现，或伴有面色苍白、腰膝酸冷、精神不振、男子阳痿早泄、女子宫寒不孕、遗尿浮肿、五更泄泻等肾阳虚表现，则由肾虚引起，应适当进食补肾药及补肾药膳。

（3）及时治疗妇科及其他疾病，加强营养，适当补充维生素C、维生素A、维生素E。

（4）温和热敷。热敷有助促进血液循环。用柔软的棉质毛巾浸入温热的清水中，拧干后铺在上眼皮上，反复2～3次。水温不可太热，因眼睑皮肤很薄，过热会使皮肤松弛、起皱。

（5）由眼窝或眼睑的静脉瘤或静脉曲张所引起的黑眼圈，可考虑手术矫治。

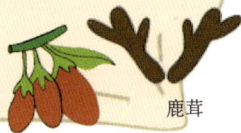

鹿茸

枸杞

补肾药材

⑥ 要下班也要"下斑"——黄褐斑

📖 课前导读

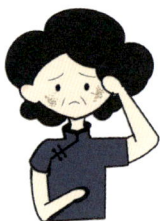

甄医生，我怀孕时就发现脸上出现黄褐斑，后来孩子出生后消退了一些，但最近这些年又加重了很多，针灸能治疗吗？

大多数妊娠期间产生的黄褐斑都会在分娩后逐渐减退或消失，但日晒、情绪不良、妇科疾病如月经不调等都是导致黄褐斑加重的常见原因。针灸治疗黄褐斑效果较好，也需要尽量避免诱因。

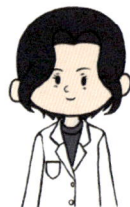

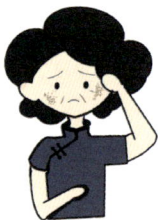

好的，治疗的时间长吗？

穴位埋线是治疗黄褐斑的一种针灸疗法，1个月只需治疗1次，一般4次1个疗程会有较好的淡斑效果。

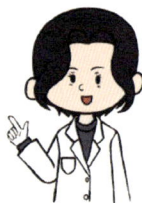

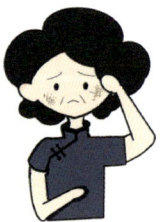

医生，穴位埋线治疗黄褐斑有哪些注意事项？

包括饮食、生活起居等方面的注意事项，我会在治疗后详细告知您。

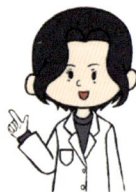

太阳

下关

颧髎

概述

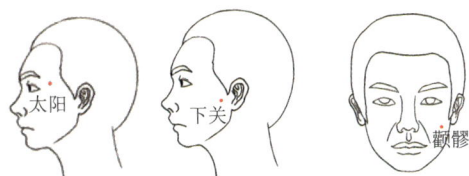

黄褐斑是常见的色素沉着类疾病，表现为面颊部对称存在的淡褐色至棕黑色斑片，深浅、大小不一，也可见于眼眶、额部、眉间、两颧、鼻部、口周等处。多发于青春期后。可有季节性，夏重冬轻

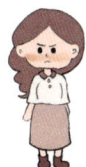

黄褐斑

辨证分型

肝气郁结

除面部斑片为褐色外，常伴有心烦易怒、两胁胀痛、嗳气、失眠、经前乳房胀痛等兼症

肝气郁结

脾气亏虚

斑色灰褐，伴食欲下降、胸闷、疲乏无力、肢体困重、月经不调、闭经等症

脾气亏虚

肾水不足

斑色多为黑褐，色泽枯暗，形状不定，伴有面色晦暗、头晕耳鸣、脱发、腰酸腿软、失眠多梦、月经量少、月经色黑有块等症

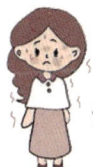

肾水不足

针刺疗法

主穴 —— 褐三针（太阳、下关、颧髎）
通经活络，活血祛斑

配穴
肝气郁结 —— 肝俞、太冲
脾气亏虚 —— 脾俞、足三里
肾水不足 —— 肾俞、命门

操作
使用美容针或细毫针针刺褐三针，三针均朝黄褐斑的中心透刺，留针30分钟

治疗时间与疗程
每日1次，10次为1个疗程，一般治疗2个疗程后观察疗效

其他疗法

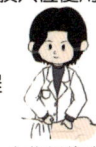

穴位埋线疗法
取穴
主穴、配穴均同针刺疗法

操作
严格消毒，持针埋线，胶布敷贴，面部穴位使用4-0穴位埋藏线，躯干或四肢穴位使用3-0穴位埋藏线

作用 —— 长效针感，祛斑养颜

治疗时间与疗程 —— 每月1次，4次为1个疗程

穴位埋线疗法

艾灸疗法
取穴 —— 神阙

操作
用干燥的食盐填满脐部，上置大艾炷施灸，当艾炷燃尽，可更换艾炷再灸，灸3~5次即可

作用 —— 补虚消瘀散结，尤其适宜于黄褐斑患者属虚证者

治疗时间与疗程 —— 每日1次，15次为1个疗程

刺络拔罐疗法
取穴
背部膀胱经膈俞、肝俞，阳性反应点（在脊柱两侧寻找斑点或斑块）

操作
常规消毒后，使用梅花针叩刺，以局部皮肤微微渗血为度。以叩刺区域为中心拔罐，留罐8~10分钟后，除去罐内血液，清洁皮肤

作用 —— 祛瘀生新，调理脏腑，活血祛斑

治疗时间与疗程 —— 隔日1次，15次为1个疗程

梅花针叩刺

穴位埋线疗法刺激量的选择与适应证

1.刺激量的选择

（1）"气至而有效"，进针后出现酸、麻、肿、胀、痛等针感后再将线埋入穴位。

（2）实证、热证、痛证及发作期应加大刺激量，起到泻热止痛的作用。埋线操作过程中需遵循"快"（操作速度快）、"挤"（针眼挤出血）、"粗"（选用规格粗的埋藏线）、"动"（埋线后按揉穴位局部）的操作规范。

（3）虚证、寒证、体弱和缓解期则采用弱刺激方法，起到扶正补虚的作用。埋线操作过程中需遵循"慢"（操作速度慢）、"压"（按压针孔勿出血）、"细"（选用规格细的埋藏线）、"静"（埋线后勿按揉穴位局部）的操作规范。

2.适应证

（1）损容性疾病：如黄褐斑、单纯性肥胖症。

（2）妇科疾病：如多囊卵巢综合征、围绝经期综合征、痛经、月经不调等。

（3）内科疾病：如慢性胃炎、肠炎、腹泻、便秘、失眠、哮喘等。

（4）痛证：如慢性顽固性颈肩腰腿疼痛。

巩固提高

1. 以下哪项不是针灸治疗黄褐斑的常用方法？（单选）
A. 穴位埋线疗法
B. 针刺疗法
C. 穴位注射疗法
D. 刺络拔罐疗法

2. 以下哪项不是针刺疗法治疗黄褐斑的主穴？（单选）
A. 太阳
B. 颧髎
C. 颊车
D. 下关

3. 以下关于黄褐斑的辨证分型，哪几项正确？（多选）
A. 肝气郁结
B. 脾气亏虚
C. 气血不足
D. 肾水不足

4. 以下关于穴位埋线疗法刺激量选择的说法，哪几项正确？（多选）
A. 进针后出现酸、麻、肿、胀、痛等针感后再将线埋入穴位
B. 实证、热证、痛证及发作期应加大刺激量
C. 虚证、寒证、体弱和缓解期采用弱刺激方法
D. 根据穴位不同部位，选择埋线的角度和深度

5. 以下关于刺络拔罐疗法治疗黄褐斑的说法，哪几项正确？（多选）
A. 取穴为背部膀胱经膈俞、肝俞，阳性反应点
B. 使用梅花针叩刺，以局部皮肤微微渗血为度
C. 以叩刺区域为中心拔罐，留罐30分钟
D. 作用为祛瘀生新、调理脏腑、活血祛斑

扫码获取
穴位视频
专题知识
速记歌诀
参考答案

黄褐斑形成的常见原因及预防方法

1.常见原因

（1）内分泌因素：内分泌失调是造成黄褐斑的首要因素，常见的原因有妊娠、口服避孕药等。妊娠妇女黄褐斑的发生率为30%～70%不等，分娩后约87%女性的色素沉着可以减退甚至消失；口服避孕药者多在服药1～2个月后出现黄褐斑，发生率约为20%。

（2）日晒：阳光中的紫外线是促使黄褐斑加重的主要因素。

（3）药物与化妆品：长期应用冬眠灵、苯妥英钠等药物会诱发黄褐斑，长期服皮质类固醇激素亦可导致黄褐斑；化妆品也可诱发黄褐斑，尤其是劣质化妆品。

（4）情绪：烦躁易怒或抑郁的情绪可以引发黄褐斑，而黄褐斑患者面对病情，本身又会产生急躁或消极的情绪，进一步加重病情。

（5）妇科及其他疾病：黄褐斑常会伴发于某些疾病，特别是妇科疾病如月经不调、痛经、子宫附件炎、子宫肌瘤、卵巢囊肿、不孕症等，其他如肝炎、肝硬化、结核、甲状腺疾病等也会成为黄褐斑的诱因。

（6）遗传：黄褐斑的发生有一定的家族性因素。

2.预防方法

（1）口服避孕药引起黄褐斑者，由于雌激素可刺激黑色素细胞，促使黄褐斑产生，建议对雌激素敏感者，改用其他避孕方式；妊娠前后应做专门的防斑保养及护理。

（2）在日常生活方面，多吃富含维生素C的水果和含钙较高的食物；避免长时间在阳光下暴晒；保证充足的睡眠；彻底清洁皮肤，维持皮肤正常代谢，防止色素形成；坚持适量运动，促进血液循环和新陈代谢，至少每周1～2次。

（3）不盲目相信快速祛斑产品，这类产品大多含有漂白成分，可能致使身体新陈代谢功能衰退、黑色素大量沉积、角质层变薄变脆，如果再经受紫外线的长时间照射还会出现过敏、发红等肌肤问题。目前没有任何高科技手段可以快速祛斑，只有通过治疗、保健等逐步分解色素、淡化色斑，才能逐渐改善整体肤色。

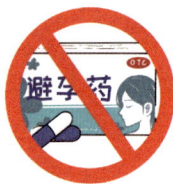

改变避孕方式

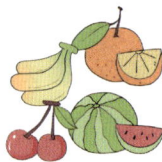

新鲜水果

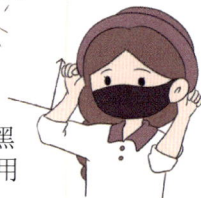

适当防晒

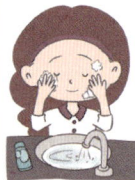

及时清洁

第四章

针灸美形抗衰

1 《热辣滚烫》话你知——单纯性肥胖症

课前导读

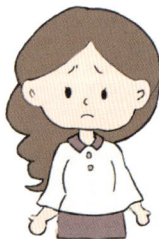

医生，我最近看了电影《热辣滚烫》，深受触动。贾玲成功减重的事例让我感到十分震撼。我多年来多次尝试减肥却屡次失败，请问我该怎么办呀？

能跟我说说您的基本情况吗？比如身高、体重、减重经历。

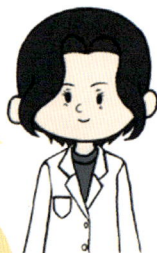

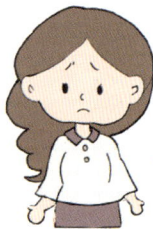

我从青春期开始就比较胖，现在身高165厘米，体重70公斤，我平时食量并不大，但是属于易胖体质，尝试过节食减肥，刚开始有效果，但是有一段时间情绪不太稳定，总想吃东西，体重也跟着飙升，前功尽弃呀！

除了节食，还使用过其他减肥方法吗？

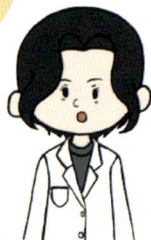

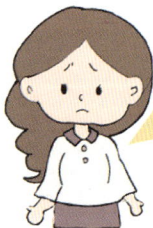

我也曾尝试服用减肥药，起初几天效果显著，由于腹泻，体重迅速下降，然而，由于担心长期服用减肥药存在风险，我停止了用药。结果，体重不仅反弹，甚至超过了减肥前的水平。

针灸减肥方法众多，有针刺、拔罐、穴位埋线、耳穴贴压等，推荐您采用穴位埋线减肥，更适合于肥胖病程较长、代谢滞缓，也就是您所说的易胖体质的女性患者。

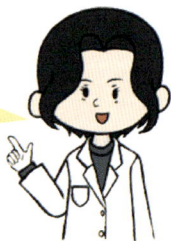

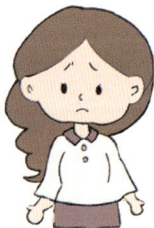

其实，比起肥胖，我更担心的是超重带来的高血压、高血脂等疾病。按照您的建议，用穴位埋线减肥吧。

思维导图

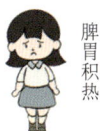

脾胃积热

痰湿内盛

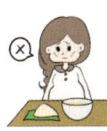

肝郁气滞

脾肾阳虚

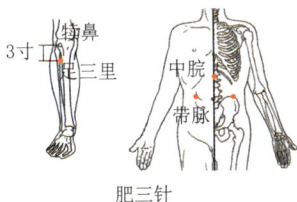

犊鼻
3寸┬┐足三里

中脘
带脉

肥三针

概述

单纯性肥胖症是能量摄入超过能量消耗，导致体内脂肪过度积累的一种肥胖类型。它是肥胖症中最常见的类型，主要与不良的饮食习惯、缺乏运动、遗传因素等有关

中医辨证

脾胃积热

多见于青少年。表现为肥胖而壮实、食欲旺盛、面色红润、容易上火、口干口渴、便秘

痰湿内盛

多见于女性及中年人。肥胖而形体臃肿、面部虚浮、肢体困重、胸腹胀满、不喜饮水、嗜睡、白带量多

肝郁气滞

多见于女性与精神抑郁之人。肥胖而肌肉松弛、面色苍白、胃口欠佳、倦怠乏力、动则汗出、大便困难

脾肾阳虚

多见于老年人。肥胖而肌肉松弛下坠、面色㿠白、精神疲惫、食量较少、腰膝酸软、畏寒怕冷、夜尿频多、白带清稀

单纯性肥胖症

穴位埋线疗法

治疗原则 ◇ 健运脾胃，祛湿化痰

选穴处方 ◇

主穴 ◇ 肥三针 ┬ 中脘
                ├ 带脉
                └ 足三里

配穴 ◇
脾胃积热 ◇ 曲池
痰湿内盛 ◇ 丰隆
肝郁气滞 ◇ 肝俞、胆俞
脾肾阳虚 ◇ 脾俞、肾俞

局部肥胖选穴 ◇

腰腹部肥胖 ◇ 脐周八穴
上臂粗 ◇ 臂臑、臑会
大腿粗 ◇ 梁丘、阴市、伏兔
胃部凸出 ◇ 中脘、梁门
下腹凸出 ◇ 关元、水道、中极、归来

操作 ◇
严格消毒，持针埋线，胶布敷贴

其他疗法

穴位按摩疗法

取穴
肥三针

操作
以一手拇指指腹在腹部分别沿前正中线及其两侧两横指的直线从上到下按揉，往返5～10次；用拇指按揉中脘、带脉、足三里，每穴按揉2～3分钟

作用
健脾益胃，利水化湿，调节阴阳平衡

艾灸疗法

取穴
关元、丰隆

操作
艾条一端点燃对准穴位，距离皮肤约2～3cm，每穴灸10～15分钟

作用
运化水湿，减肥轻身

耳穴疗法

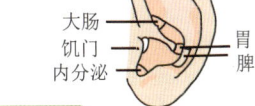

大肠
饥门
内分泌
胃脾

取穴
饥点、内分泌、脾、胃、大肠

操作
将耳穴贴贴敷在上述耳穴上，三餐前半小时按压，3～7天更换1次，双耳交替

作用
调节内分泌，抑制食欲

肥胖（单纯性肥胖症）的诊断标准

1.标准体重（kg）

成人体重=［身高（cm）- 100］× 0.9
儿童体重= 年龄 × 2 + 8
超重：超过标准体重的20%以内。
轻度肥胖症：超过标准体重的20%～30%。
中度肥胖症：超过标准体重的30%～50%。
重度肥胖症：超过标准体重的50%以上。
儿童和青少年单纯性肥胖症诊断宜采用年龄身高标准体重法。

2.体重指数（BMI）

$BMI = 体重（kg）/ 身高^2（m^2）$
超重：BMI 24.0～27.9kg/m²；肥胖：BMI≥28.0kg/m²。

3.腹型肥胖

腰围是腹型肥胖诊断的重要标准之一。
女性腰围≥85cm，男性腰围≥90cm，即可诊断为腹型肥胖。

穴位埋线疗法减肥的注意事项

（1）严格掌握治疗禁忌：月经期、孕期、哺乳期女性不宜接受埋线减肥。
（2）循序渐进，避免急于求成：减肥速度过快容易导致反弹，甚至可能扰乱机体内在平衡。建议中重度肥胖症患者将减重周期设定为6个月至1年。
（3）体重下降并非唯一目标：中度或重度肥胖症患者见效较快，而轻度肥胖症患者见效较慢；部分患者可能出现腰围减少但体重不变的情况，即"减肥不减重"。
（4）防止体重反弹：减肥后切忌骤然恢复正常饮食或减少运动量，应逐步调整饮食结构并保持适量运动。

知识拓展

BMI由＞30kg/m²降到＜25kg/m²时，人体健康状况的改变

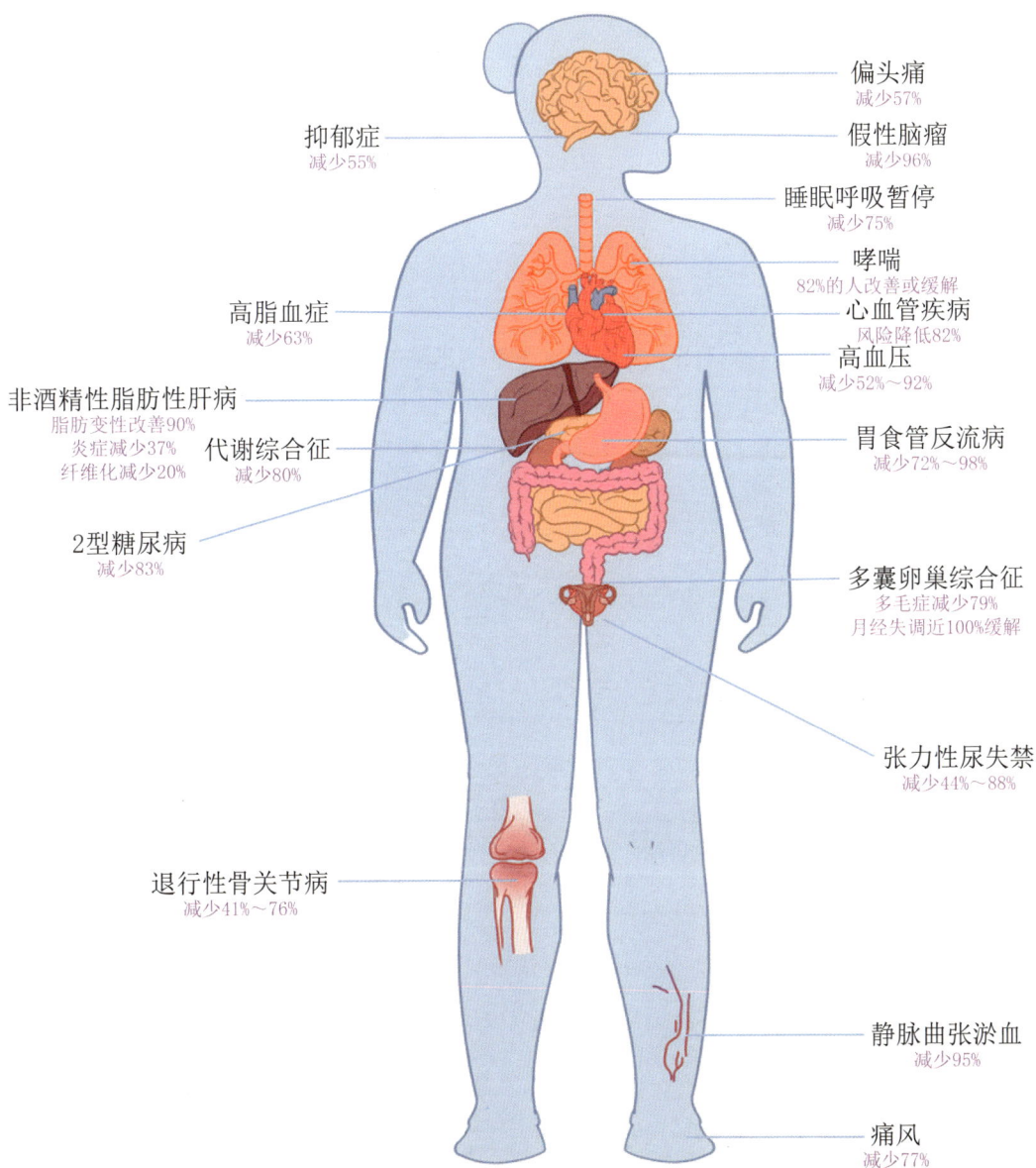

偏头痛
减少57%

抑郁症
减少55%

假性脑瘤
减少96%

睡眠呼吸暂停
减少75%

哮喘
82%的人改善或缓解

高脂血症
减少63%

心血管疾病
风险降低82%

高血压
减少52%～92%

非酒精性脂肪性肝病
脂肪变性改善90%
炎症减少37%
纤维化减少20%

代谢综合征
减少80%

胃食管反流病
减少72%～98%

2型糖尿病
减少83%

多囊卵巢综合征
多毛症减少79%
月经失调近100%缓解

张力性尿失禁
减少44%～88%

退行性骨关节病
减少41%～76%

静脉曲张淤血
减少95%

痛风
减少77%

生活质量	死亡率
95%的人得到改善	5年内死亡率降低89%

巩固提高

1. 以下关于肥胖（单纯性肥胖症）的诊断标准，哪项正确？（单选）
A. 体重超过标准体重的 25% 以内为超重
B. 体重超过标准体重的 20% ~ 30% 为轻度肥胖症
C. BMI ≥ 30kg/m² 可诊断为肥胖
D. BMI ≥ 23kg/m² 可诊断为超重

2. 肥三针包括哪些穴位？（单选）
A. 中脘、足三里、天枢
B. 内关、中脘、足三里
C. 中脘、带脉、足三里
D. 足三里、天枢、阴陵泉

3. 根据肥胖的辨证分型，以下配穴对应关系不正确的是哪项？（单选）
A. 痰湿内盛——丰隆
B. 脾肾阳虚——脾俞、肾俞
C. 脾胃积热——曲池
D. 肝郁气滞——肝俞、膈俞

4. 肥胖症的辨证分型包括以下哪几项？（多选）
A. 脾肾阳虚
B. 脾胃积热
C. 痰湿内盛
D. 肝郁气滞

5. 以下关于穴位埋线疗法减肥注意事项的说法，哪几项正确？（多选）
A. 严格掌握治疗禁忌
B. 循序渐进，避免急于求成
C. 体重下降并非唯一目标
D. 减肥达到效果后即可恢复正常饮食，减少运动

扫码获取
▶ 穴位视频
▶ 专题知识
▶ 速记歌诀
▶ 参考答案

美容贴士

减肥食谱及运动方案

三低食谱

低糖
低脂肪
低热量

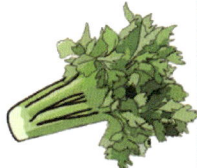

芹菜

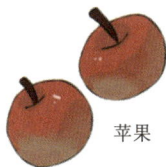

苹果

1.减肥食谱

早餐：低脂牛奶或脱脂牛奶或豆浆一小杯（150～200mL）、清水煮蛋1个。

午餐：主食25～50g（以杂粮饭、全麦面包为佳），豆制品类或清蒸鱼50～100g，粗纤维含量高的蔬菜（如豆角、芹菜、青菜等）适量（100g）水煮，不用油。

晚餐：禁主食，粗纤维含量高的蔬菜适量（100g）水煮。

禁食：各种油炸食品；各种含糖饮料等；含糖量较高的水果（如西瓜、荔枝、桂圆、香蕉等）及甜品、蛋糕；各种膨化食品；含淀粉量高的食品（如土豆、红薯、板栗）。

临睡前3～4小时禁止食用任何食物。如按减肥食谱实施而饥饿感强烈不能克制时，可食用生番茄或生黄瓜或少量低糖水果（如猕猴桃、鲜橙、苹果等）。

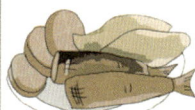

鱼肉

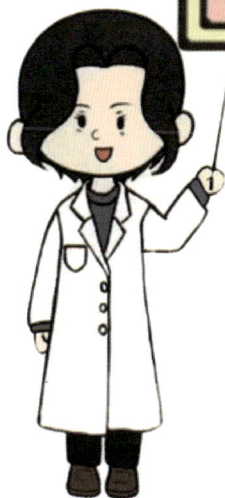

2.运动方案

可根据个人情况配合每天慢跑、快走1小时或跳绳3000个左右。

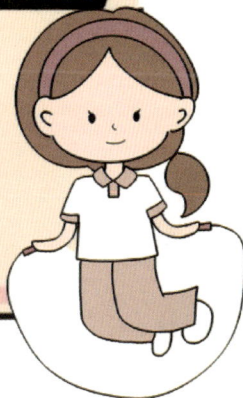

② "头"等大事不容小觑——脱发

课前导读

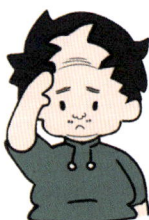

医生，我头发出油很多，一天不洗就油得不行，头顶脱发严重。我们家兄弟3个都脱发，也都是油性头皮。这几个月由于经常出差、熬夜，脱发突然严重了。

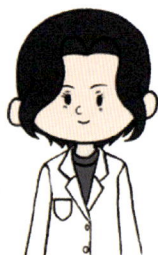

根据您的描述和症状，初步判断为脂溢性脱发。脂溢性脱发往往与遗传、压力过大、作息不规律等有关。

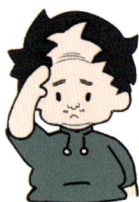

我看了很多广告，也上网查了一些治疗方法，本来跃跃欲试的，但尝试了一些外用治疗脱发的药物，又发现效果并不好。

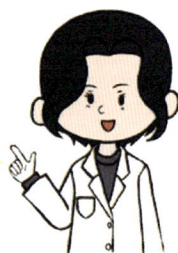

脂溢性脱发具有易诊难治的特点，也容易引起心理健康问题。

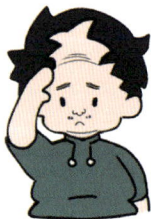

医生，我想试试针灸疗法。

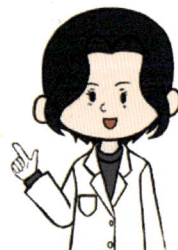

好的，我会根据您的病情采用适合的针灸疗法。

思维导图

脱发

概述

脱发是一种男女均可发生的毛发减少性常见损美性疾病，其治疗方法的选择取决于患者的不同发病原因及临床表现

类型

斑秃

发病原因：又称免疫缺陷性脱发，是一种自身免疫性疾病，同时还是一种慢性复发性炎症性疾病。情绪波动、精神紧张、失眠、忧郁、激动焦虑、生活不规律可能是其诱发因素

临床表现：表现为骤然发生的头皮部毛发斑片状脱落。因发病突然，患者无自觉症状，俗称"鬼剃头"

斑秃

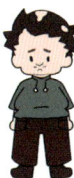

雄激素性脱发

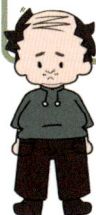

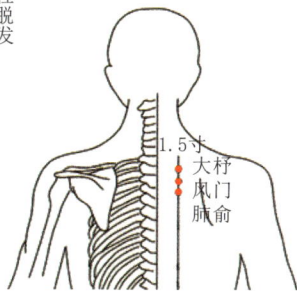

发病原因：又称脂溢性脱发，是我国人群最常见的脱发类型。本病机制复杂，目前认为遗传、激素水平、炎症反应、免疫调节等因素与其发病有密切联系，其他常见不良生活习惯如压力过大、饮食偏嗜、作息不规律等均可诱发本病

临床表现：男性主要表现为前额发际后移和（或）头顶部毛发进行性减少和变细，女性主要表现为头顶部毛发进行性减少和变细，少部分表现为弥漫性头发变稀，发际线不后移

雄激素性脱发

1.5寸
大杼
风门
肺俞

背三针

治疗方法

梅花针加艾灸疗法

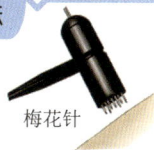

操作：用梅花针从脱发区四周向中心作环状重手法密集弹刺至微微渗血为度；治疗初期若脱发区皮肤光滑无毳毛生长，宜采用重叩法，至微出血为度；治疗后见稀疏嫩发，则宜轻叩。再配合用艾条行局部温和灸，至皮肤红晕为度

治疗时间和疗程：间日或间隔2日1次。艾灸每处5~10分钟，每日1~2次为宜

作用：祛瘀生新。梅花针叩刺患处，使之出血，可开泄腠理、驱邪外出；配合艾灸局部加强其养血、祛风之功

适应证：常用于斑秃

梅花针

自血穴位注射疗法

操作：选用2~5mL一次性无菌注射器（带6~7号注射针头）抽取自身血液2~5mL，即刻注射入头部患处，每处注射0.5~0.8mL，配合背三针（大杼、风门、肺俞）交替注射，每次取1个穴位（双侧），每穴注射0.5~0.8mL血液

治疗时间和疗程：4次为1个疗程，一般治疗3~4个疗程

作用：自体血液中的抗体、细胞因子等活性成分少量多次注射入穴位肌肉组织或患处皮下，可刺激机体的免疫系统，对致病性抗体或疾病效应细胞产生中和或抑制效应，从而抑制炎症，重建新的机体免疫平衡

适应证：常用于斑秃

微针疗法

操作：0.5mm深度电动微针针刺联合外用5%米诺地尔酊

治疗时间和疗程：每月1次，6次为1个疗程

作用：微针在临床治疗中多与外用药配合使用。相较于单纯外用，微针导入可以打开微通道将药物直接输送至角质层以下，毛囊营养的补充效果更加直接

适应证：常用于雄激素性脱发

自血穴位注射疗法操作规范

1.施术准备

（1）针具：选用2～5mL一次性无菌注射器（带6～7号注射针头）。

（2）自血用量：自血用量因注入的部位不同而各异，肌肉丰厚处用量可较大。

（3）体位：选择患者舒适、术者便于操作的治疗体位；第一次治疗的患者，应当采用卧位。

（4）爪切穴位：揣穴并爪切定位。以指甲在穴位上按掐一"十"字痕，便于取穴准确。操作时用力要柔和，以免皮肤破损。确定穴位后，患者肢体姿势不可随意变换，以防穴位定位位移或消失。

（5）消毒：操作者常规消毒双手，患者注射区域局部用无菌棉签蘸取安尔碘，按无菌原则自中心向外旋转涂搽 5cm×5cm的区域，不留空隙。

2.施术方法

（1）静脉采血

① 检查注射器与针头连接是否紧密，排空注射器，保持针头为无菌状态。

② 常规方法采血，采血过程中尽量不使针管内存留空气，如针管内有空气则采集足够的血量后排空空气。

③ 采血完成后，用无菌棉签按压穿刺点，请患者在穿刺点继续按压勿少于5分钟。

（2）穿刺进针：依据穴位所在的部位选择不同的进针角度与深度。一般四肢部穴位可90°直刺；背部穴位注射则应≤45°斜刺进针，针尖斜向脊柱。进针时宁浅勿深。注射过程中也不宜继续将针头刺向深处。

（3）注入自血：针头刺入穴位后，判断无异常，方可注射。在注射过程中随时观察患者的反应。

（4）出针：先将针退至浅层，再缓慢退出。出针后如发现针孔溢血，可用无菌棉签压迫1～2分钟。

3.注意事项

（1）治疗前应对患者说明治疗的特点和治疗时会出现的正常反应，尽量减轻和消除患者的疑虑。

（2）采血后尽快进行穴位注射，一般应在2 ～3分钟内完成治疗。无论何时发现有凝血现象，均应弃去，告知患者，择期再行治疗。

（3）空腹、酒后、饱餐后及强体力劳动后均不宜行穴位注射。表皮破损、感染、溃疡、瘢痕的部位禁止穴位注射。

巩固提高

1. 以下哪项不是针灸治疗脱发的常用方法？（单选）
A. 穴位埋线疗法
B. 微针疗法
C. 自血穴位注射疗法
D. 梅花针加艾灸疗法

2. 以下哪项不是自血穴位注射疗法治疗斑秃的主穴？（单选）
A. 大杼
B. 风门
C. 肺俞
D. 心俞

3. 以下关于雄激素性脱发的常见原因，哪几项正确？（多选）
A. 遗传
B. 激素水平异常
C. 压力过大
D. 作息不规律

4. 以下关于自血穴位注射疗法操作规范的说法，哪几项正确？（多选）
A. 选用 2～5mL 一次性无菌注射器（带 6～7 号注射针头）
B. 揣穴并爪切定位。以指甲在穴位上按掐一"十"字痕，便于取穴准确
C. 检查注射器与针头连接是否紧密，排空注射器，保持针头为无菌状态
D. 依据穴位所在的部位选择不同的进针角度与深度

5. 以下关于梅花针加艾灸疗法治疗脱发的操作方法，哪几项正确？（多选）
A. 用梅花针从脱发区四周向中心作环状重手法密集弹刺至微微渗血为度
B. 治疗初期若脱发区皮肤光滑无毳毛生长，宜采用重叩法，至微出血为度
C. 治疗后见稀疏嫩发，则宜轻叩
D. 配合用艾条行局部温和灸，每处 5～10 分钟，至皮肤红晕为度

扫码获取
▶ 穴位视频
▶ 专题知识
▶ 速记歌诀
▶ 参考答案

脱发的常见原因及预防方法

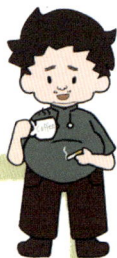

不良饮食习惯

1.常见原因

（1）饮食：偏嗜肥甘厚味或咖啡、酒等刺激性食物，或暴饮暴食等，均是引起脱发的不良饮食习惯。

（2）起居：长时间熬夜打乱生物节律，工作或生活压力大导致失眠，都是脱发的诱发因素。

（3）情志：长期情绪紧张或精神压抑易导致脱发，焦虑症、抑郁症、强迫症也易并发脱发。

（4）劳倦：长期缺乏运动、久坐、过劳等导致的体质差、免疫力下降是引起脱发的不良因素。

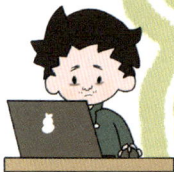

劳倦

2.预防方法

（1）饮食方面应注意规律饮食，少食多餐；保证食物丰富、营养均衡且不过剩；清淡饮食，少食用油炸、高脂、辛辣、刺激性食物。多吃粗粮、蔬菜、水果、豆类及花生、黑芝麻等。

（2）起居方面应注意早睡早起，保证充足睡眠。

（3）调畅情志，尽量避免情绪紧张；合理排解不良情绪，积极应对困难。

（4）注意劳逸结合，一张一弛，缓解压力；加强体育锻炼，减少久坐时间，增强体质。

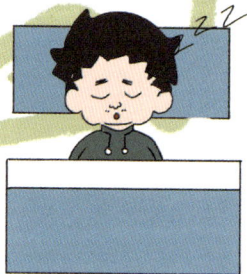

早睡早起

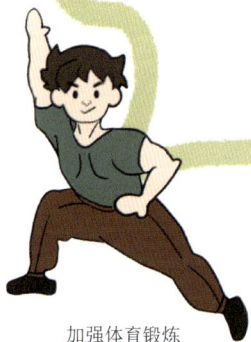

加强体育锻炼

③ 黑头发飘起来——白发

课前导读

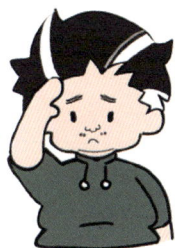

医生，我这几年白头发逐渐加重，而且容易脱落，我40多岁就有这种情况，该怎么治疗呢？

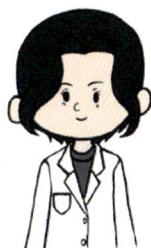

您的发质纤细、干枯、分叉且没有光泽，结合舌脉表现，考虑与肝肾不足有关。可能伴随头晕目眩、耳鸣、腰膝酸软、夜寐多梦等症状。

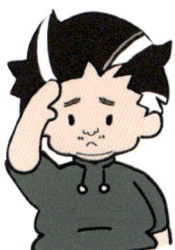

是的，您说的这些表现我是有一些的，尤其是睡眠不好。

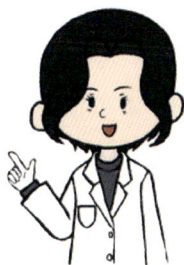

针灸疗法可以改善白发，但疗程较长，还需配合加强营养、保持乐观情绪、按摩头皮等生活调理。

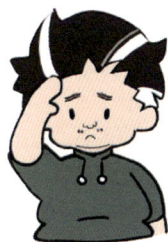

好的，睡眠也可以一起调理吗？

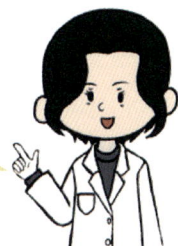

可以的，睡眠障碍也可以采用针灸疗法一起治疗。

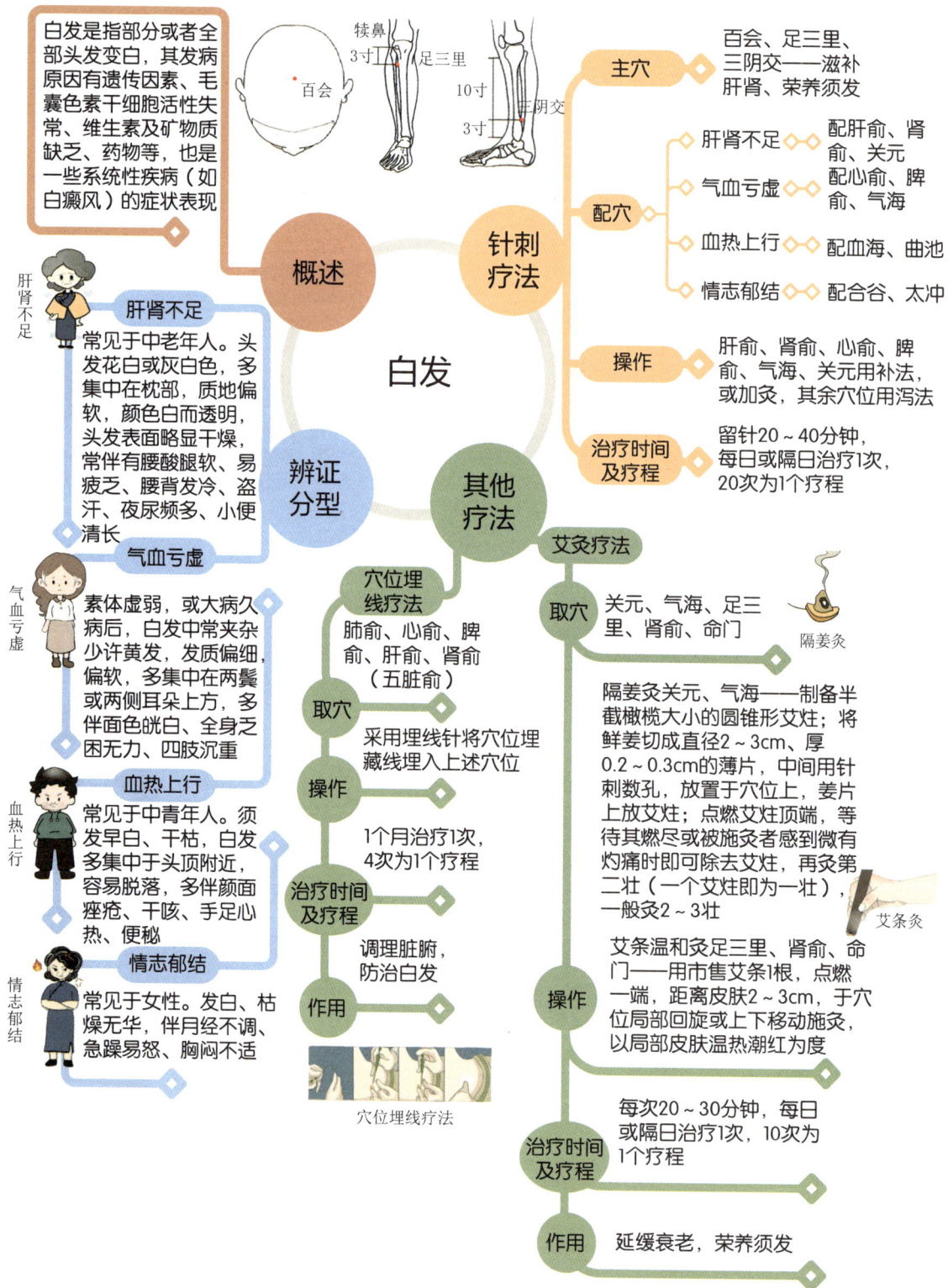

思维导图

白发

概述

白发是指部分或者全部头发变白，其发病原因有遗传因素、毛囊色素干细胞活性失常、维生素及矿物质缺乏、药物等，也是一些系统性疾病（如白癜风）的症状表现

犊鼻
3寸　足三里
10寸
3寸　三阴交
百会

辨证分型

肝肾不足
常见于中老年人。头发花白或灰白色，多集中在枕部，质地偏软，颜色白而透明，头发表面略显干燥，常伴有腰酸腿软、易疲乏、腰背发冷、盗汗、夜尿频多、小便清长

气血亏虚
素体虚弱，或大病久病后，白发中常夹杂少许黄发，发质偏细、偏软，多集中在两鬓或两侧耳朵上方，多伴面色㿠白、全身乏困无力、四肢沉重

血热上行
常见于中青年人。须发早白、干枯，白发多集中于头顶附近，容易脱落，多伴颜面痤疮、干咳、手足心热、便秘

情志郁结
常见于女性。发白、枯燥无华，伴月经不调、急躁易怒、胸闷不适

针刺疗法

主穴
百会、足三里、三阴交——滋补肝肾，荣养须发

配穴
- 肝肾不足 —— 配肝俞、肾俞、关元
- 气血亏虚 —— 配心俞、脾俞、气海
- 血热上行 —— 配血海、曲池
- 情志郁结 —— 配合谷、太冲

操作
肝俞、肾俞、心俞、脾俞、气海、关元用补法，或加灸，其余穴位用泻法

治疗时间及疗程
留针20～40分钟，每日或隔日治疗1次，20次为1个疗程

其他疗法

穴位埋线疗法

取穴
肺俞、心俞、脾俞、肝俞、肾俞（五脏俞）

操作
采用埋线针将穴位埋藏线埋入上述穴位

治疗时间及疗程
1个月治疗1次，4次为1个疗程

作用
调理脏腑，防治白发

穴位埋线疗法

艾灸疗法

取穴
关元、气海、足三里、肾俞、命门

隔姜灸

操作
隔姜灸关元、气海——制备半截橄榄大小的圆锥形艾炷；将鲜姜切成直径2～3cm、厚0.2～0.3cm的薄片，中间用针刺数孔，放置于穴位上，姜片上放艾炷；点燃艾炷顶端，等待其燃尽或被施灸者感到微有灼痛时即可除去艾炷，再灸第二壮（一个艾炷即为一壮），一般灸2～3壮

艾条灸

艾条温和灸足三里、肾俞、命门——用市售艾条1根，点燃一端，距离皮肤2～3cm，于穴位局部回旋或上下移动施灸，以局部皮肤温热潮红为度

治疗时间及疗程
每次20～30分钟，每日或隔日治疗1次，10次为1个疗程

作用
延缓衰老，荣养须发

知识拓展

灸法的注意事项

灸法是指利用艾叶等施灸材料的热力烧灼、熏熨体表或腧穴局部，从而达到防治疾病、养生保健的一种治疗方法。灸法具有简便易行、经济实用、安全、无毒副作用、不产生耐受性等优点，尤其对于中老年人来说，易于理解，乐于接受，易于操作。但需严格遵循其注意事项，施灸不慎则可引起不良反应。

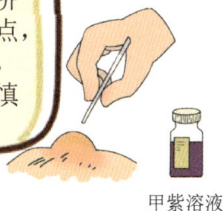

甲紫溶液

1.慎灸病证

实证、热证，如血热上行引起的白发不宜施灸；或患者施灸局部伴有皮肤炎症引起的局部皮肤红肿热痛、皮温升高、颜色鲜红，一般不使用灸法。但经过临床实践不断发展及现代实验研究证实，诸多医家对"热证可灸"的理论非常推崇。现代研究也同样证实，艾灸具有抑菌、退热、改善微循环等作用。目前临床中艾灸适用于包括实热和虚热在内的所有热证。但是在操作中也要正确把握灸法和灸量，以免加重病情。

2.慎灸部位

颜面部，孕妇腰骶部、下腹部不宜施灸。颜面部不宜采用瘢痕灸，以免影响美观；孕妇腰骶部、下腹部不宜施灸，以免造成流产。

3.灸后处理

灸后局部皮肤微红灼热，属正常现象。若出现小水疱（直径≤1cm），可自然吸收；若水疱较大（直径>1cm），则挑破后涂以甲紫，以纱布包敷。

4.艾灸得气

施灸时应根据患者病情选择合适的灸法；操作时取穴要少而精，找准疾病的反应部位；灸量要充足，使患者产生舒适的灸感。艾灸得气即依据患者灸后皮肤的反应来判断灸量、艾灸时间及治疗的效果，以灸后患者局部皮肤均匀潮红、汗出为灸透的标准。

1. 以下哪项不是针灸治疗白发的常用方法？（单选）
A. 穴位埋线疗法
B. 针刺疗法
C. 自血穴位注射疗法
D. 艾灸疗法

2. 以下关于穴位埋线疗法治疗白发的选穴，哪项正确？（单选）
A. 肺俞、心俞、脾俞、肝俞、肾俞
B. 肺俞、心俞、脾俞、血海、曲池
C. 肾俞、命门、足三里、三阴交
D. 关元、气海、命门、肝俞、肾俞

3. 以下哪项不是针刺疗法治疗白发的主穴？（单选）
A. 百会
B. 风门
C. 足三里
D. 三阴交

4. 以下关于艾灸疗法注意事项的说法，哪几项正确？（多选）
A. 慎灸病证：实证、热证
B. 慎灸部位：颜面部，孕妇腰骶、下腹部不宜施灸
C. 灸后局部皮肤微红灼热，属正常现象
D. 艾灸时间及治疗的效果，以灸后患者局部皮肤均匀潮红、汗出为灸透的标准

5. 以下关于艾灸疗法治疗白发的说法，哪几项正确？（多选）
A. 取穴为关元、气海、足三里、肾俞、命门
B. 关元、气海采用艾条温和灸
C. 足三里、肾俞、命门采用隔姜灸
D. 可起到延缓衰老、荣养须发的作用

扫码获取
▶ 穴 位 视 频
▶ 专 题 知 识
▶ 速 记 歌 诀
▶ 参 考 答 案

美容贴士

预防头发早白的方法

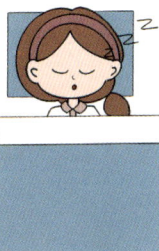

合理作息

1.饮食调养

加强营养，常食黑豆、海带、紫菜、动物肝脏、黑芝麻、黑木耳、蜂蜜、黑米、紫米、胡萝卜、香菇、赤小豆、桑椹、柿子、黑枣、紫葡萄、海参、乌鸡、甲鱼、泥鳅等富含铜、铁元素的食物。

2.调畅情志

劳逸结合，保证充足睡眠，少操劳，少熬夜，忌焦虑、忧愁、激怒，保持乐观情绪，防止过度紧张，生活有规律。

3.按摩头部

每日早晚用双手指头在头皮上揉搓，先自前额经头顶到后枕部，再从额部经两侧太阳到枕部，于百会处点按5~10分钟。每次按摩头皮后，用毛刷蘸药酒［制首乌、黑芝麻、补骨脂、墨旱莲、生地黄、鲜侧柏叶各等份，藏红花5~10根，上药共制成粗粉状，浸入400mL白酒（55°）中2周以上］于头皮顶部或白发多处，每次用酒量4~8mL，立即用木梳反复梳头3~5分钟，使药酒充分浸润到头皮及毛发根部。

4.规律运动

每天进行30~60分钟的中等强度体育锻炼，如快走、慢跑、有氧舞蹈等。

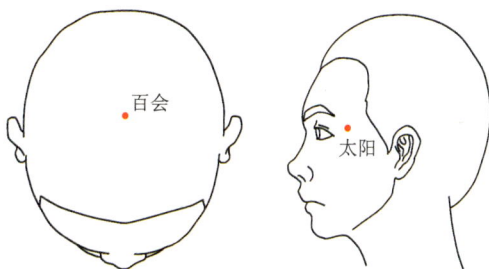

百会

太阳

4 让衰老隐形——皱纹

课前导读

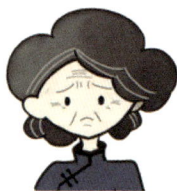

甄医生，我这几年眼周皱纹逐渐多了，额头、嘴角也开始有皱纹，也使用过一些祛皱产品，效果不太明显，想去注射肉毒毒素又担心出现面部僵硬。想问问您针灸可以祛皱吗？

针灸祛皱有一定的效果，但要结合您的皱纹成因、体质特点等因素，制订个性化的调理方案。

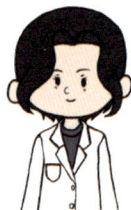

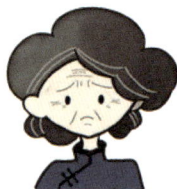

好的，我感觉这几年胃肠不太好，也容易感到累，皱纹也多了起来。

初步看了您的舌脉情况，结合您的症状描述，皱纹加重与脾胃虚弱有关系，可以考虑使用穴位埋线疗法治疗。

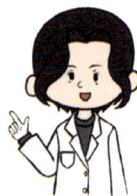

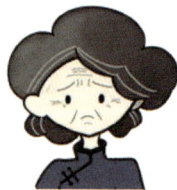

好的，容易嗳气、反胃、食欲不振也可以一起调理吗？

可以，穴位埋线疗法是采用长效针感，综合调理您的体质情况。

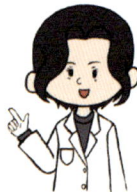

思维导图

概述

皱纹是指沿垂直于线纹轴的方向拉伸皮肤后留下一条明显的线。皱纹出现是皮肤老化的直接征象，是由于弹性纤维不足以维持皮肤的正常张力，脂肪与皮脂腺分泌减少，致皮下组织松弛，发生折叠而形成，尤以面颈部较显

辨证分型

年老体衰

眼角、额头、眉间、颈部可见皱纹丛生，沟壑纵横，抚之周边色减或不减，多伴面色暗而少光、白发、神疲乏力、精神不佳、畏寒肢冷、眩晕耳鸣、心悸失眠、腰背酸痛

脾胃虚弱

眼角、额头可见散在细纹，少且浅淡，或隐或现，伴面色稍暗而欠光泽、毛发脱落、精神欠振、目光乏神、倦怠乏力、少气懒言

针刺疗法

主穴

阿是穴（皱纹的最深处或最宽处）、攒竹、丝竹空、瞳子髎、曲池、合谷、足三里、三阴交

作用 — 通经活络，祛皱舒纹，益气和血

配穴

年老体衰 — 肝俞、肾俞、关元、太溪

脾胃虚弱 — 脾俞、胃俞、中脘、阴陵泉

操作

在皱纹生长之处选择2~3个主穴，2个配穴；主穴用泻法，加电针，选用疏密波；配穴用灸法

治疗时间与疗程

留针30分钟，隔日1次，10次为1个疗程

其他疗法

针刀疗法

取穴 — 阿是穴（皱纹处明显的硬结与条索为针刀作用点）

操作 — 沿皱纹方向行快速切刺，剥离松解局部组织

作用 — 刺激经络，祛除皱纹

面部磁针疗法

面部磁针

取穴 — 阿是穴

操作 — 专用美容磁针（0.18mm×13mm）在每一条皱纹处以15°角进针平刺0.5cm，使用舒张进针法使皮肤绷紧，针身与皱纹平行，留针30分钟

作用 — 通经活血，养颜祛皱

滚轮微针疗法

滚轮微针

取穴 — 阿是穴、局部经穴

操作 — 采用滚轮微针对皱纹局部行水平、垂直及斜对角方向的往返滚动，以局部潮红、伴散在出血点为度

作用 — 调和经络气血，可导入药液

刮痧疗法

刮痧

取穴 — 阿是穴、局部经穴、足太阳膀胱经背部第一侧线

操作 — 前额处皱纹以前正中线为起点向两侧刮拭，眼周皱纹分别由眶上缘经鱼腰及眶下缘经承泣向瞳子髎刮拭，辅以足太阳膀胱经背部第一侧线（距离后正中线1.5寸）刮拭

作用 — 疏通经络，祛除皱纹

皱纹

针灸祛皱的优势

随着科学技术的发展，西医皮肤祛皱取得了许多成就，各种祛皱方式层出不穷，例如 SMAS（浅表肌腱膜系统）剥离提升术、软组织填充物注射法、肉毒毒素注射、剥脱性除皱技术等，效果迅速且显著。但这些祛皱方法大多只是针对患处局部的处理，且大部分具有创伤性，常会带来色素沉着、瘢痕形成或表情僵硬等各种并发症。

中医祛皱养颜以其标本兼治的特点显示出其独有的价值。

（1）治病求本：皱纹的产生与自然衰老有关，抗衰老需要调节脏腑功能，针灸祛皱除了阿是穴、局部经穴外，往往会配合足三里、三阴交、曲池、合谷等具有益气活血作用，以及脾肾、肾俞、关元、太溪等具有补益脾肾、固本培元作用的穴位，起到标本兼治之效。

（2）辨证施治：皱纹的产生还与脏腑功能失调、情志不畅、饮食失节、劳逸失度等原因有密切关系，针灸祛皱在主穴的基础上，配合辨证施治，并根据个体化诊疗方案采用不同的针灸疗法，如针刺、电针、艾灸等，更具针对性。

（3）方法多样：随着声、光、电等技术在医学领域的发展，众多针灸美容新技术应用于针灸祛皱，如微针、磁针、针刀、穴位埋线等，丰富了针灸祛皱的手段，也大大提高了疗效。

针灸祛皱目前尚缺乏临床应用普及和大量实验研究，治疗效果个体差异较大，还需要进一步的探索、研究，其标准化尚任重道远。

巩固提高

1. 以下哪项不是针灸祛皱的常用方法？（单选）
A. 穴位埋线疗法
B. 微针疗法
C. 耳穴疗法
D. 温和灸

2. 以下关于针刺疗法祛皱的主穴，哪项正确？（单选）
A. 阿是穴、攒竹、丝竹空、瞳子髎、曲池、合谷、足三里、三阴交
B. 脾俞、胃俞、中脘、阴陵泉
C. 阿是穴、局部经穴
D. 肝俞、肾俞、关元、太溪

3. 以下关于针灸祛皱优势的说法，哪几项正确？（多选）
A. 治病求本
B. 辨证施治
C. 方法多样
D. 标准化方案

4. 以下关于针刀疗法祛皱的说法，哪几项正确？（多选）
A. 皱纹处明显的硬结与条索为针刀作用点
B. 沿皱纹方向行快速切刺，剥离松解局部组织
C. 作用为刺激经络、祛除皱纹
D. 以局部潮红、伴散在出血点为度

5. 以下关于滚轮微针疗法的说法，哪几项正确？（多选）
A. 取穴为阿是穴、局部经穴
B. 采用滚轮微针对皱纹局部行水平、垂直及斜对角方向的往返滚动
C. 以局部皮肤出血 1 ~ 2mL 为度
D. 调和经络气血，可导入药液

扫码获取
▶ 穴位视频
▶ 专题知识
▶ 速记歌诀
▶ 参考答案

皱纹形成的常见原因及预防或减少皱纹的方法

1.常见原因

（1）过度接触日光紫外线会加速皱纹产生。

（2）日常面部表情会形成皱纹，如时常紧锁眉头会导致眉间纹、抬头纹增加，面部表情过于丰富、肌肉活动过多易产生或加重法令纹，屈光不正、习惯眯眼容易产生鱼尾纹。

（3）酗酒、抽烟者皮肤衰老加速，容易产生皱纹。

（4）睡眠不当，或长期失眠，或睡眠姿势不当（如长期趴着睡或侧睡）易致睡纹。

（5）过量使用护肤品或按摩手法不当可能产生皱纹。

（6）不注意控制饮食或节食减肥造成体重变化过大，会引起皮下脂肪突然增多或减少，导致皮肤明显松弛而产生皱纹。

2.预防或减少皱纹的方法

（1）中药祛皱面膜：面部皮肤清洁后使用热毛巾对面部热敷 3～5 分钟，将中药祛皱面膜（取防风 10g、陈皮 10g、三七 10g、何首乌 10g、党参 10g、黄芪 10g、山茱萸 10g 制成粉剂，每次取 3～5g 加蜂蜜调成糊状）均匀涂抹于面部，避开眼睛、唇部，涂抹后用保鲜膜覆盖 15～20 分钟。使用化妆棉擦掉面膜并进行清洗，清洗后将面部擦干。用左旋维生素 C 原液和保湿凝胶涂抹于面部。

（2）面部指压：两手食指对称分别按压攒竹、丝竹空、迎香、太阳、听宫、大迎等穴，每穴 3～5 分钟；用手掌互搓数十次，发热后轻轻按在两颊及前额约 5 分钟。

（3）足底反射区按压：以刮痧板尖端按压一侧足部肾区（位于双足掌第 1 跖骨与跖趾关节所形成"人"字形交叉后方中央凹陷处）50～100 次；再换另一侧足部肾区按压。每日早晚各 1 次。

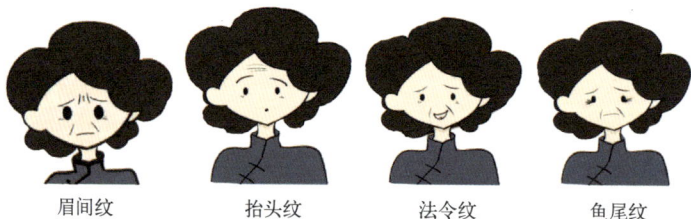

眉间纹　　　　抬头纹　　　　法令纹　　　　鱼尾纹

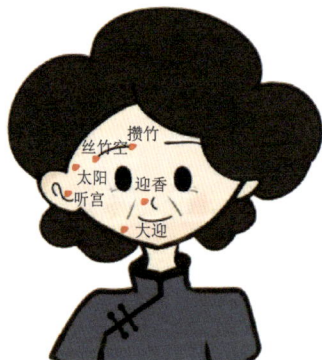

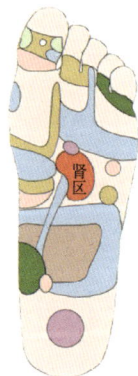

5 给皮肤解渴——皮肤干燥

课前导读

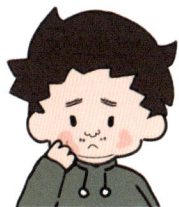

医生，秋冬季天气变冷后皮肤干燥还发痒是什么原因？不仅皮肤干痒，还有口渴、大便干结，可以针灸治疗吗？

秋冬季气候变化导致皮肤角质层水分蒸发过多或皮脂分泌减少，都会使皮肤干燥缺水。但皮肤干燥瘙痒也与生活习惯有关，如洗澡水温度过高、过度使用肥皂、用力擦搓等，都会加重皮肤干燥瘙痒。

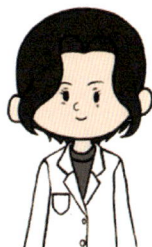

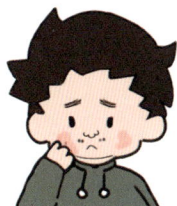

您说的有道理，我洗澡习惯用较热的水。

可以使用针灸治疗。另外，平时可用保湿剂（如甘油、维生素E乳膏和阻止皮肤水分流失的凡士林等）一早一晚外涂。

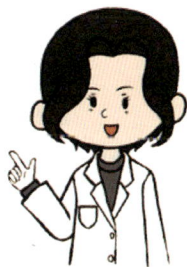

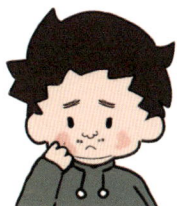

好的，口渴、大便干结也可以一起治疗吧？

可以，遵循注意事项，坚持治疗即可。

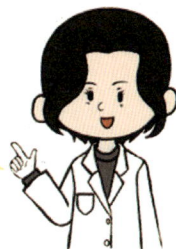

思维导图

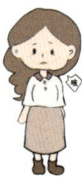

肺热伤津

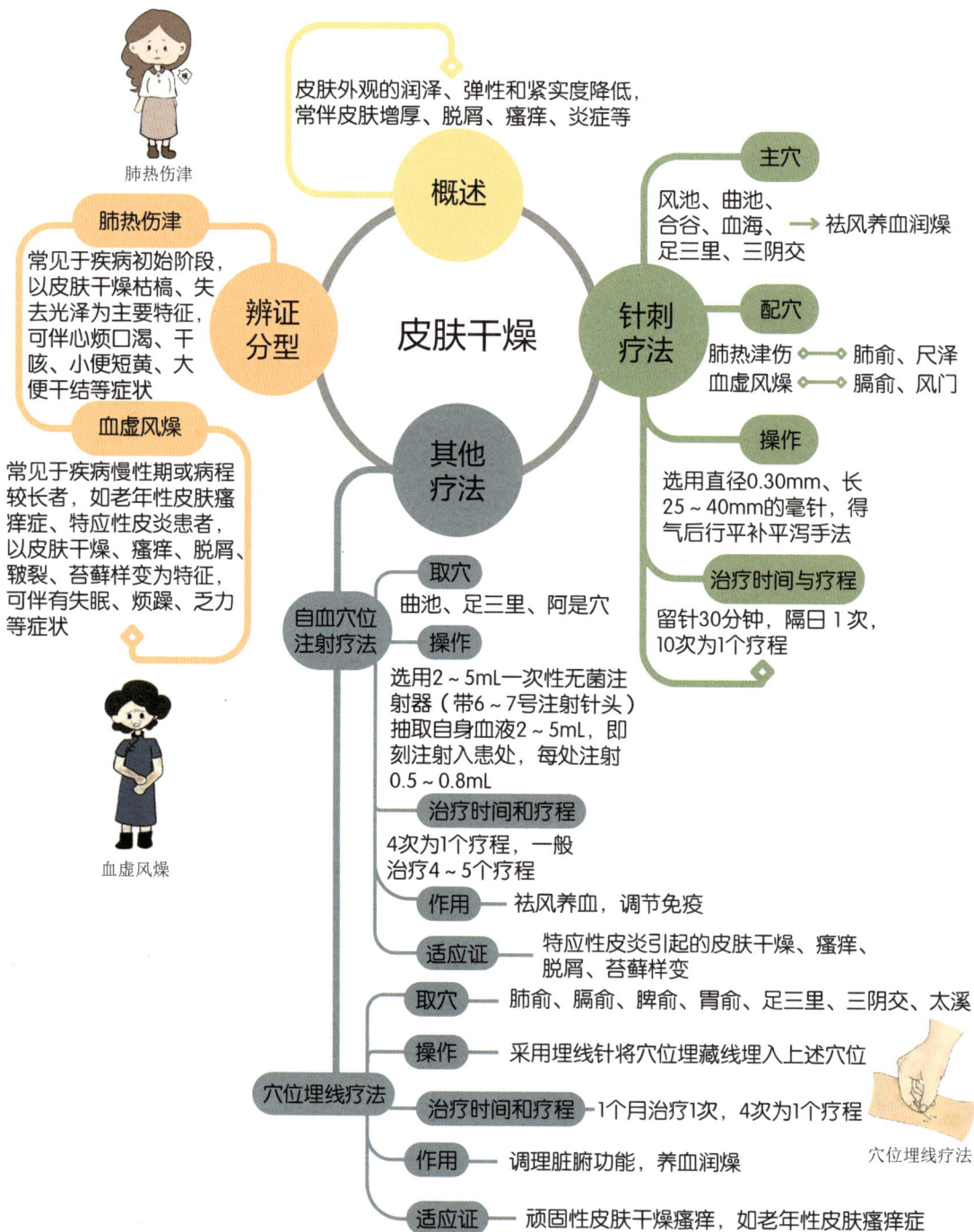

概述

皮肤外观的润泽、弹性和紧实度降低，常伴皮肤增厚、脱屑、瘙痒、炎症等

辨证分型

肺热伤津
常见于疾病初始阶段，以皮肤干燥枯槁、失去光泽为主要特征，可伴心烦口渴、干咳、小便短黄、大便干结等症状

血虚风燥
常见于疾病慢性期或病程较长者，如老年性皮肤瘙痒症、特应性皮炎患者，以皮肤干燥、瘙痒、脱屑、皲裂、苔藓样变为特征，可伴有失眠、烦躁、乏力等症状

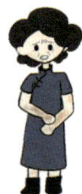

血虚风燥

皮肤干燥

针刺疗法

主穴
风池、曲池、合谷、血海、足三里、三阴交 → 祛风养血润燥

配穴
肺热津伤 ◇ 肺俞、尺泽
血虚风燥 ◇ 膈俞、风门

操作
选用直径0.30mm、长25～40mm的毫针，得气后行平补平泻手法

治疗时间与疗程
留针30分钟，隔日1次，10次为1个疗程

其他疗法

自血穴位注射疗法

取穴
曲池、足三里、阿是穴

操作
选用2～5mL一次性无菌注射器（带6～7号注射针头）抽取自身血液2～5mL，即刻注射入患处，每处注射0.5～0.8mL

治疗时间和疗程
4次为1个疗程，一般治疗4～5个疗程

作用 — 祛风养血，调节免疫

适应证 — 特应性皮炎引起的皮肤干燥、瘙痒、脱屑、苔藓样变

穴位埋线疗法

取穴 — 肺俞、膈俞、脾俞、胃俞、足三里、三阴交、太溪

操作 — 采用埋线针将穴位埋藏线埋入上述穴位

治疗时间和疗程 — 1个月治疗1次，4次为1个疗程

作用 — 调理脏腑功能，养血润燥

适应证 — 顽固性皮肤干燥瘙痒，如老年性皮肤瘙痒症

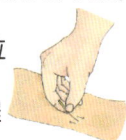

穴位埋线疗法

穴位注射疗法治疗老年性皮肤瘙痒症

老年性皮肤瘙痒症是老年人常见病、多发病之一。临床表现为阵发性皮肤瘙痒（尤以夜间为主），伴夜寐不安、精神萎靡不振等。由于过度频繁的搔抓，皮肤呈抓痕、血痂，甚至苔藓样变或色素沉着，严重影响患者的生活质量。西医治疗多为口服抗组胺药、镇静类药物或外用激素类止痒药物等，疗效不佳，久用易产生副作用。

穴位注射疗法操作方法如下。

（1）注射药物：维生素B_1注射液100mg/2mL和维生素B_{12}注射液500μg/1mL，按1：1比例混合，配成3mL混合液。

（2）穴位选择：血海、足三里、曲池、合谷、风市（均双）。

（3）操作方法：每次选取1个穴位，双侧各注入1～1.5mL，以上穴位交替使用，隔天1次，10次为1个疗程。

（4）作用：药物注入穴位后，一方面发挥刺激穴位的作用，另一方面药物在穴位局部缓释吸收，延长作用时间，从而增强治疗效果。

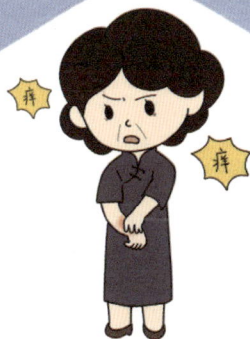

皮肤瘙痒

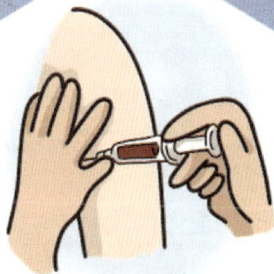

穴位注射

1. 以下哪项不是针灸治疗皮肤干燥的常用方法？（单选）
A. 穴位埋线疗法
B. 自血穴位注射疗法
C. 耳穴疗法
D. 针刺疗法

2. 以下关于针刺疗法治疗皮肤干燥的主穴，哪项正确？（单选）
A. 风池、曲池、合谷、血海、足三里、三阴交
B. 血海、足三里、曲池、合谷、风市
C. 曲池、足三里、阿是穴
D. 肺俞、膈俞、脾俞、胃俞、足三里、三阴交、太溪

3. 以下关于穴位注射疗法治疗老年性皮肤瘙痒症的说法，哪几项正确？（多选）
A. 维生素 B_1 注射液 100mg/2mL 和维生素 B_{12} 注射液 500μg/1mL，按 1∶1 比例混合，配成 3mL 混合液
B. 穴位选取血海、足三里、曲池、合谷、风市
C. 每次选取 1 个穴位，双侧各注入 1 ~ 1.5mL，以上穴位交替使用
D. 发挥穴位与药物复合效应

4. 以下关于皮肤干燥瘙痒形成原因的说法，哪几项正确？（多选）
A. 气候环境变化
B. 衰老
C. 生活习惯如洗浴过勤、洗澡水温度过高
D. 疾病因素如特应性皮炎、糖尿病、甲状腺功能减退症

5. 以下关于自血穴位注射疗法治疗皮肤干燥的说法，哪几项正确？（多选）
A. 取穴为曲池、足三里、阿是穴
B. 抽取自身血液 2 ~ 5mL，即刻注射入患处
C. 每处注射 0.1 ~ 0.2mL
D. 常用于特应性皮炎引起的皮肤干燥、瘙痒、脱屑、苔藓样变

扫码获取
▶ 穴位视频
▶ 专题知识
▶ 速记歌诀
▶ 参考答案

美容贴士

皮肤干燥瘙痒的常见原因及保湿护理思路

1.常见原因

（1）气候环境变化：秋冬季节气候干燥、气温下降使皮肤角质层水分蒸发过多、角质层屏障功能受损或皮脂分泌减少导致皮肤干燥缺水。

（2）衰老：年龄增加带来皮肤老化，角质层含水量降低导致皮肤干燥瘙痒。

（3）生活习惯：洗浴过勤、洗澡水温度过高、过度使用碱性浴液或肥皂、用力擦搓等均可加重皮肤干燥瘙痒。

（4）压力与疲劳：睡眠不足、疲劳、压力等均可使皮肤屏障功能恢复速度减慢，加重干燥。

（5）减肥及偏食：极端的减肥及偏食可使皮肤营养缺乏，导致干燥。

（6）疾病因素：工业化社会加速发展导致特应性皮炎发病率逐年上升，皮肤干燥、瘙痒、苔藓样变等是其常见症状。糖尿病、甲状腺功能减退症往往也伴有皮肤干燥。

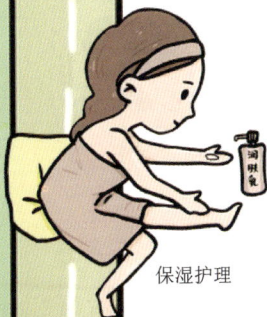

保湿护理

2.保湿护理思路

（1）对于皮肤角质层含水量降低（如老年性瘙痒症引起的皮肤干燥瘙痒），宜选用含有牡丹籽油等富含亚油酸的保湿产品，能够促进皮肤内神经酰胺的合成，增强角质层持水力。

（2）对于秋冬季节气候干燥造成角质层水分蒸发过多引起的皮肤干燥，使用含多糖成分以及轻质油脂（如角鲨烷）的保湿剂能防止角质层水分蒸发。同时保湿剂应与阻隔剂（如凡士林或羊毛脂等矿物油和合成油）配合使用，阻止水分流失，防止皮肤干燥。

（3）对于特应性皮炎等皮肤疾病，需调节皮肤微生态失衡，可使用含有乳木果油、烟酰胺等成分的润肤剂。这类润肤剂在有效缓解干燥症状的同时，还可增加皮肤表面生物的多样性，降低葡萄球菌的数量。

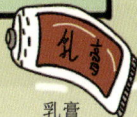

乳膏

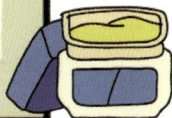

凡士林

⑥ 恢复健康活力——衰老

☁ 课前导读

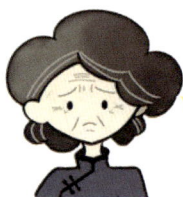

甄医生，听说针灸可以延缓衰老，是这样吗？

从中医理论上讲，通过针灸疗法刺激人体的穴位，如足三里、涌泉、关元等可以起到强身健体、延年益寿的作用。现代医学研究也证实，针灸疗法能够激活人体的多种防御和修复机制，从而起到减缓衰老进程的作用。

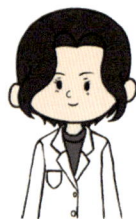

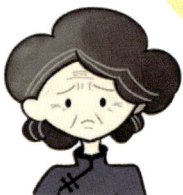

有没有什么方法可以自行在家操作呀？

艾灸疗法如温和灸可以经医生指导后在家中操作，但也需要坚持使用才能起到抗衰老的效果。

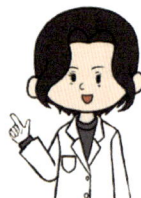

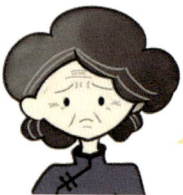

好的，那么长期用针灸疗法抗衰老有副作用吗？

针灸疗法属于外治法，只要规范操作，一般不会产生副作用。

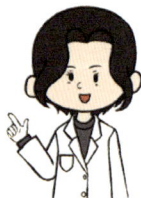

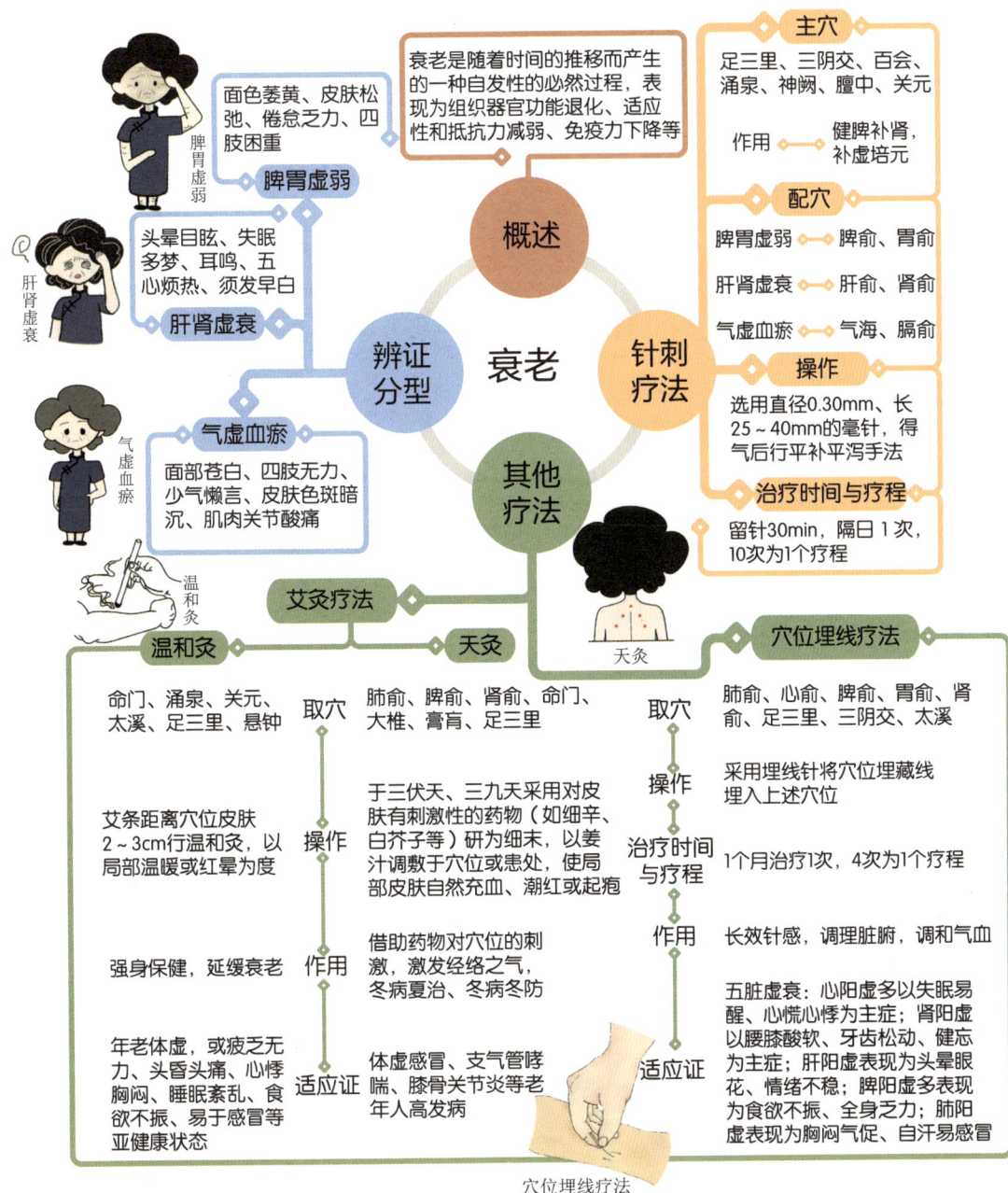

思维导图

脾胃虚弱

面色萎黄、皮肤松弛、倦怠乏力、四肢困重

脾胃虚弱

概述

衰老是随着时间的推移而产生的一种自发性的必然过程，表现为组织器官功能退化、适应性和抵抗力减弱、免疫力下降等

肝肾虚衰

头晕目眩、失眠多梦、耳鸣、五心烦热、须发早白

肝肾虚衰

辨证分型

衰老

针刺疗法

主穴

足三里、三阴交、百会、涌泉、神阙、膻中、关元

作用 —— 健脾补肾，补虚培元

配穴

脾胃虚弱 ◆—— 脾俞、胃俞

肝肾虚衰 ◆—— 肝俞、肾俞

气虚血瘀 ◆—— 气海、膈俞

操作

选用直径0.30mm、长25～40mm的毫针，得气后行平补平泻手法

治疗时间与疗程

留针30min，隔日1次，10次为1个疗程

气虚血瘀

面部苍白、四肢无力、少气懒言、皮肤色斑暗沉、肌肉关节酸痛

气虚血瘀

其他疗法

天灸

艾灸疗法

温和灸

天灸

穴位埋线疗法

	温和灸		**天灸**		**穴位埋线疗法**
取穴	命门、涌泉、关元、太溪、足三里、悬钟	**取穴**	肺俞、脾俞、肾俞、命门、大椎、膏肓、足三里	**取穴**	肺俞、心俞、脾俞、胃俞、肾俞、足三里、三阴交、太溪

温和灸

取穴：命门、涌泉、关元、太溪、足三里、悬钟

操作：艾条距离穴位皮肤2～3cm行温和灸，以局部温暖或红晕为度

作用：强身保健，延缓衰老

适应证：年老体虚，或疲乏无力、头昏头痛、心悸胸闷、睡眠紊乱、食欲不振、易于感冒等亚健康状态

天灸

取穴：肺俞、脾俞、肾俞、命门、大椎、膏肓、足三里

操作：于三伏天、三九天采用对皮肤有刺激性的药物（如细辛、白芥子等）研为细末，以姜汁调敷于穴位或患处，使局部皮肤自然充血、潮红或起疱

作用：借助药物对穴位的刺激，激发经络之气，冬病夏治、冬病冬防

适应证：体虚感冒、支气管哮喘、膝骨关节炎等老年人高发病

穴位埋线疗法

取穴：肺俞、心俞、脾俞、胃俞、肾俞、足三里、三阴交、太溪

操作：采用埋线针将穴位埋藏线埋入上述穴位

治疗时间与疗程：1个月治疗1次，4次为1个疗程

作用：长效针感，调理脏腑，调和气血

适应证：五脏虚衰：心阳虚多以失眠易醒、心慌心悸为主症；肾阳虚以腰膝酸软、牙齿松动、健忘为主症；肝阳虚表现为头晕眼花、情绪不稳；脾阳虚多表现为食欲不振、全身乏力；肺阳虚表现为胸闷气促、自汗易感冒

穴位埋线疗法

针灸抗衰老的效应机制研究

现代研究对于衰老的机制提出多种假说，包括线粒体DNA损伤、自由基产生、遗传程序预设、免疫系统中心器官胸腺衰退、染色体变异、端粒缩短、细胞凋亡以及体内废物积累等。这些假说各自构建了对衰老现象的深入理解。

现代科学对针灸的抗衰老效果进行了深入研究，证实了其在多个层面上的积极作用。针灸通过刺激特定的穴位，如足三里、悬钟、肾俞、命门、百会、大椎、关元、神阙等，能够激活身体内的多种防御和修复机制。这些机制包括但不限于：

（1）抗炎作用：针灸可减少体内的炎症反应，有助于减缓因炎症引起的组织损伤和老化。

（2）提高抗氧化能力：针灸通过提高身体的抗氧化水平，有助于中和自由基，这些自由基是导致细胞损伤和衰老的重要因素。

（3）端粒保护：针灸有助于抑制端粒的缩短，端粒是染色体末端的"保护帽"，其缩短与细胞老化密切相关。

（4）调整下丘脑-垂体-肾上腺轴功能：下丘脑-垂体-肾上腺轴是机体应对外界各种急性或慢性应激的反应中枢，针灸通过调整下丘脑-垂体-肾上腺轴功能，保持内环境的稳定，对神经内分泌紊乱具有"正常化"作用。

（5）增强免疫系统活性：针灸通过增强免疫细胞的活性，提高机体抵抗力，有助于延缓衰老进程。

（6）改善血液流变学：针灸能够改善血浆纤维蛋白原等血液流变学指标，这些指标的改善对于维持机体营养供应和废物代谢至关重要。

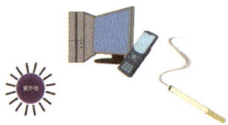

代谢　　　　紫外线、辐射、抽烟

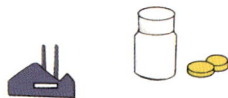

空气污染、药品

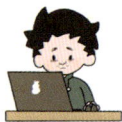

精神压力

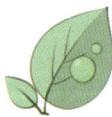

炎症

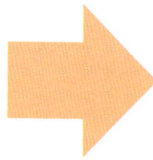

农药残留

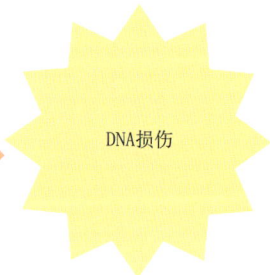

DNA损伤

巩固提高

1.以下哪项不是针灸抗衰老的常用方法？（单选）
A.天灸疗法
B.自血穴位注射疗法
C.穴位埋线疗法
D.针刺疗法

2.以下关于针刺疗法抗衰老的主穴，哪项正确？（单选）
A.足三里、三阴交、百会、涌泉、神阙、膻中、关元
B.命门、涌泉、关元、太溪、足三里、悬钟
C.肺俞、脾俞、肾俞、命门、大椎、膏肓、足三里
D.肺俞、心俞、脾俞、胃俞、肾俞、足三里、三阴交、太溪

3.以下关于针灸抗衰老机制的说法，哪几项正确？（多选）
A.抗炎作用
B.提高抗氧化能力
C.调整下丘脑 - 垂体 - 肾上腺轴功能
D.增强免疫系统活性

4.以下关于针灸"治未病"抗衰老策略的说法，哪几项正确？（多选）
A.未病先防——养生调摄
B.既病防变——抵御衰老
C.瘥后防复——强身健体
D.顺应四时——合于阴阳

5.以下关于穴位埋线疗法抗衰老的说法，哪几项正确？（多选）
A.取穴为肺俞、心俞、脾俞、胃俞、肾俞、足三里、三阴交、太溪
B.可起到长效针感、调理脏腑、调和气血的作用
C.1 周治疗 1 次，4 次为 1 个疗程
D.适应证为五脏虚衰

扫码获取
▶ 穴位视频
▶ 专题知识
▶ 速记歌诀
▶ 参考答案

针灸"治未病"抗衰老的策略

1.未病先防——养生调摄

在机体健康之时或未发病之前,采取各种预防措施,加强机体的抵抗与应变能力,保持健康,预防疾病。《扁鹊心书》中有"保命之法,灼艾第一,丹药第二,附子第三""人于无病时,常灸关元、气海、命门、中脘……虽未得长生,亦可保百余年寿矣""人至三十,可三年一灸脐下三百壮。五十,可二年一灸脐下三百壮;六十,可一年一灸脐下三百壮,令人长生不老"等说法。采用艾灸关元、气海、命门、中脘等穴,通过经络腧穴的整体作用调节机体的内环境,以达到延缓衰老的目的。除了艾灸调治、祛邪防病之外,顺应四时、合于阴阳,饮食有节、固护脾胃,起居有常、适量运动,调摄情志、保养肾精,也是未病先防之法。

2. 既病防变——抵御衰老

既病之后,宜在其尚未传变时及早治疗,或在治疗过程中针对可能发生的传变预先采取措施,截断其途径,防止疾病的传变与加重,也是控制衰老症状进一步加重的主要措施。针灸治疗疾病的过程中,往往在辨证的基础上,用中医基本理论,结合腧穴的功能,根据个体差异,辨证施治整体调理。如辨证属肾虚证,针灸除治疗相应疾病的主穴外,宜配肾俞、太溪、命门等,补肾阳、益精血,以固本,治疗肾虚所致的腰膝酸软、眩晕耳鸣、遗精、阳痿等;如辨证属脾虚证,宜配中脘、脾俞、胃俞、神阙等,健脾益胃、调理胃肠,以固后天之本,资生化之源,治疗脾虚所致的腹胀便溏、肢体倦怠、少气懒言、面色萎黄等;如辨证属肺虚证,则宜配肺俞、风门、身柱等,补益肺气,治疗肺虚所致的咳喘无力、气少不足以息、动辄尤甚、声音低微,或自汗、恶风、气虚感冒等。

3. 瘥后防复——强身健体

作为疾病初愈的"瘥后"阶段,与正常健康状态尚有差别,若调理不当很容易复发或产生后遗症,坚持正确的病后调护,也是强身健体的方法之一。针灸常选用足三里、三阴交、大椎、神阙、天枢、百会、涌泉等作为主穴。足三里能鼓舞人体正气,健脾和胃,补益气血,调节后天之本;三阴交可调节肝、脾、肾三脏,增强和维持人体的生殖系统功能;大椎能温补阳气,解表散寒;神阙具有回阳救逆、固本培元之功;天枢善于调整胃肠道、女性生殖系统功能;百会能升阳固脱,充养脑髓;涌泉可补肾益精,醒神开窍。

第五章

针灸疗法治疗损美性疾病

① 跟恼人的瘙痒说再见——特应性皮炎

📖 课前导读

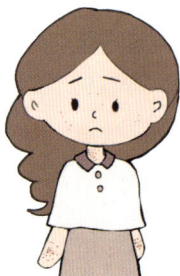

甄医生，我皮肤问题时间比较久了，看过多次，也吃抗过敏药物。但是用药后一开始会好些，后来不知道什么原因又会加重。

我看您皮损的部位主要分布在颈项、腋窝前方、手腕、手肘、脚踝、大腿根部这些皮肤皱褶处，请问发病大约有多长时间？目前瘙痒的情况如何？

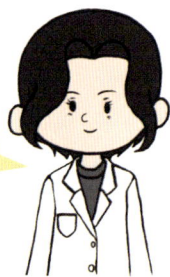

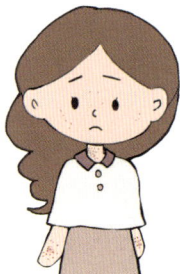

时间比较久了，可能有十年以上，最近比较痒，忍不住抓挠，特别是晚上睡觉时。皮肤科我反复看过，没有太大作用，听说您这里可以治疗这个病才过来的。

从您的皮损部位和形态上看，主要分布于皮肤皱褶部位，皮损包括红斑、渗出、结痂、苔藓样变等，伴剧烈瘙痒，比较吻合特应性皮炎的诊断，但是还需要进一步检查血清总IgE、细胞因子七项等明确诊断。您是否有其他疾病病史，比如鼻炎、哮喘等？

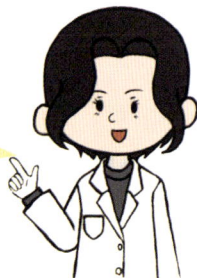

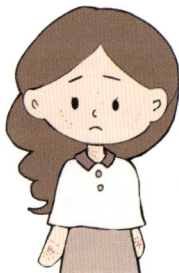

小时候就有鼻炎，最近还时不时发作。

好的，结合您的症状病史，等完善相关实验室检查后我告知您诊断和治疗方案。

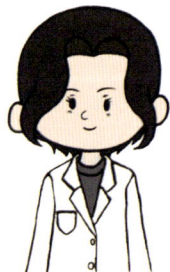

思维导图

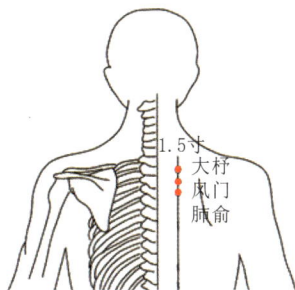

1.5寸
大杼
风门
肺俞

背三针

病理特征

急性发作期导致Th2细胞分泌的IL-4、IL-5等细胞因子及血清IgE升高，皮损局部炎症细胞浸润

概述

特应性皮炎是一种慢性、复发性、炎症性皮肤病，以皮肤干燥、发炎、剧烈瘙痒和皮肤过敏为特点，婴儿期即可发病

特应性皮炎

辨证分型

脾虚湿盛

症见丘疹、水疱疹、色泽黯淡，皮损结痂呈淡黄色，或以结痂浸润的斑片为主。兼面色苍白，神疲乏力，肠胃不适，饮食减少，腹胀便溏

脾虚湿盛

湿热蕴结

症见红斑、丘疹、水疱、皮损红、瘙痒无度，抓破后糜烂、渗出，多见于患者身体伸侧部位。伴有便干溲黄

湿热蕴结

血虚风燥

症见皮损肥厚、浸润、色泽黯淡、干燥粗糙、伴抓痕、血痂，瘙痒剧烈，入夜更甚

血虚风燥

气滞血瘀

症见皮损色黯、肥厚、干燥脱屑、周边色素沉着，紫斑瘀斑，节结，疣赘，反复不愈

气滞血瘀

主穴

背三针（大杼、风门、肺俞）——祛风活血，养血润燥

配穴

脾虚湿盛——足三里
湿热蕴结——曲池
血虚风燥——血海
气滞血瘀——合谷、膈俞

自血穴位注射疗法

操作

选用2～5mL一次性无菌注射器（带6～7号注射针头），从肘正中静脉抽取自体全血后即刻注入相应穴位，一般每次注射2～4个穴位，穴位交替选用，全部操作过程2～3分钟

自血穴位注射疗法

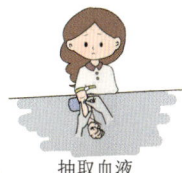

抽取血液

治疗时间与疗程

每周1次，4次为1个疗程，一般治疗4～5个疗程

优势特色

①以血代药，刺激持久：因所用"药物"为自身血液，容易获取、经济廉价，且无排异性，注入穴位产生温和持久刺激，而起到良好的治疗作用

②操作简单，治疗次数少：每次治疗时间在2～3分钟内，患者痛苦小；每周治疗1次，相对于针刺、艾灸等传统针灸疗法，患者负担减轻

③个体化免疫调节：自体血液中的抗体、细胞因子等活性成分少量多次注射入穴位肌肉组织，可被看作个体化复合疫苗，对致病性抗体或疾病效应细胞产生中和或抑制效应，从而重建新的机体免疫平衡，有望成为纠正特应性皮炎等疾病免疫炎症的个体化免疫调节方案，实现特应性皮炎、过敏性鼻炎等过敏性疾病的无治疗长效临床缓解

特应性皮炎：长期控制与临床治愈面临挑战

特应性皮炎（atopic dermatitis, AD）是一种慢性反复发作的炎症性皮肤病，其特征是瘙痒和湿疹样病变。过去30年，有15%～30%的儿童和2%～10%的成人罹患特应性皮炎，这一数字在发达国家中增长了2～3倍；我国特应性皮炎患病率近10年也呈现加速增长趋势，成为皮肤科中非致命性疾病负担的主要原因。

研究表明，特应性皮炎是一种异质性很强的复杂疾病。特应性皮炎的标准治疗方案主要是用局部皮质类固醇或钙调神经磷酸酶抑制剂，通过控制皮肤炎症来缓解症状。然而，长期使用这些药物可能产生毒副作用。近年来，针对IL-4受体α的单克隆抗体和Janus激酶抑制剂的研发为特应性皮炎治疗带来了新的突破，可显著改善患者临床症状。值得注意的是，这些针对Th2细胞的靶向疗法仍存在局限性：不能调节导致Th2细胞活化的上游免疫功能障碍，难以实现特应性皮炎患者的长期临床缓解。

由此可见，特应性皮炎的长期控制和临床治愈仍面临重大挑战，迫切需要开发能够破解特应性皮炎复杂病理因素（包括环境触发、免疫紊乱、皮肤炎症或屏障缺陷）"多米诺效应"的个体化免疫调节治疗方案，以纠正患者个体免疫功能障碍以及皮肤炎症等超敏反应，这对于减轻特应性皮炎疾病负担有着至关重要的意义。

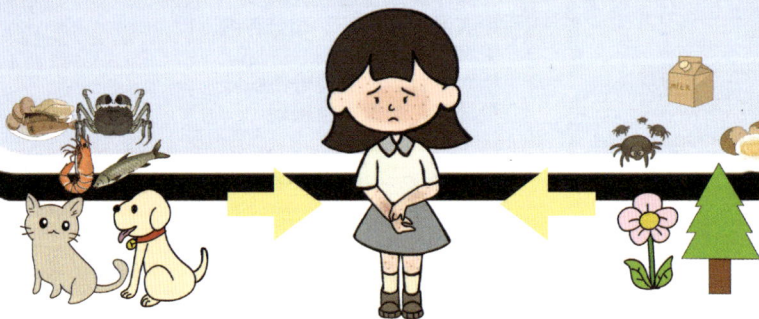

巩固提高

1. 以下哪项不是特应性皮炎的常见临床表现？（单选）

A. 皮肤干燥

B. 丘疹、红斑、水疱等皮肤炎症

C. 剧烈瘙痒

D. 皮肤覆盖有银白色鳞屑

2. 以下关于自血穴位注射疗法治疗特应性皮炎的选穴，哪项不正确？（单选）

A. 主穴——背三针（大杼、风门、肺俞）

B. 脾虚湿盛——膈俞

C. 湿热蕴结——曲池

D. 血虚风燥——血海

3. 以下关于自血穴位注射疗法治疗特应性皮炎机制的说法，哪几项正确？（多选）

A. 个体化免疫调节

B. 重建新的机体免疫平衡

C. 对致病性抗体或疾病效应细胞产生中和或抑制效应

D. 可被看作个体化复合疫苗

4. 以下关于自血穴位注射疗法优势特色的说法，哪几项正确？（多选）

A. 以血代药，刺激持久

B. 个体化免疫调节

C. 注入穴位产生刺激量小

D. 操作简单，治疗次数少

5. 以下哪几项属于特应性皮炎的辨证分型？（多选）

A. 脾虚湿盛

B. 湿热蕴结

C. 血虚风燥

D. 气滞血瘀

扫码获取
▶ 穴位视频
▶ 专题知识
▶ 速记歌诀
▶ 参考答案

❀ 美容贴士

自血穴位注射疗法治疗特应性皮炎的注意事项

（1）穴位注射后，有局部疼痛或不适属正常现象，一般2~3天可自行消失，如局部有淤青可使用生土豆片外敷减轻肿痛。

（2）自血穴位注射治疗期间，忌食发物，如牛肉、羊肉、狗肉、海鲜、生姜、生葱、生蒜等。

（3）治疗期间宜配合维生素E乳膏、凡士林乳膏外涂患处或全身皮肤，一早一晚交替使用。

（4）如发热体温超过38℃者不适合做自血穴位注射治疗。

（5）治疗期间尽量避免接触以下过敏原：

① 节肢动物类致敏原：屋内尘螨粪便、意大利蜜蜂蜂毒、德国蟑螂（德国小蠊）等。

② 伴侣动物：猫（家猫）、狗（家犬）等。

③ 树木：白桦、榛树（欧洲榛）等。

④ 草本植物：梯牧草（猫尾草）、多年生黑麦草、短豚草（豚草）等。

⑤ 霉菌：烟曲霉、腊叶芽枝霉等。

⑥ 食品：花生、牛奶（家畜奶）、鸡蛋（家鸡）等。

⑦ 药品：青霉素、氟喹诺酮等。

⑧ 职业性过敏原：甲苯二异氰酸酯、乳胶（来源于巴西橡胶树）等。

（6）治疗期间定期复查血清总IgE、细胞因子七项，及时根据病情调整方案。

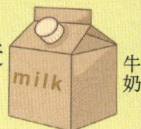
牛奶

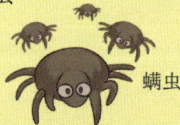
螨虫

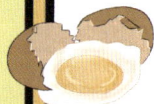
鸡蛋

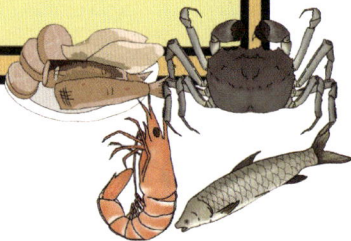
海鲜

② 无法治愈的牛皮癣？——银屑病

☁ 课前导读

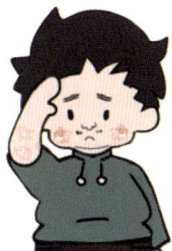

甄医生，我几年前就诊断有银屑病，经常外用一些药膏，效果不好，复发得很厉害。听说针灸疗法可以治疗这个病，我想尝试一下。

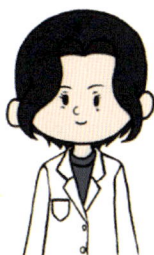

我看您皮损的情况主要表现为红斑、脱屑，面部、头部、躯干部、四肢都有分布，以前用过什么药物？

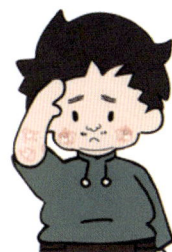

主要是一些外用的激素类药膏。

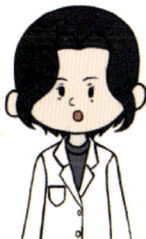

银屑病是顽固性皮肤疾病，目前尚没有根治措施，复发率比较高，长期使用激素类药物可能会进一步加重复发情况。针灸治疗有一些特色疗法，如火针疗法、自血穴位注射疗法可以治疗本病，减轻症状。

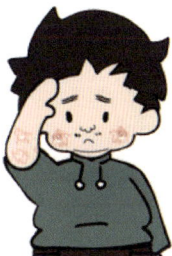

好的，怎么治疗呢？

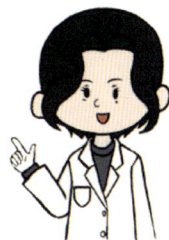

我会根据您的检查结果制订治疗方案，需要规范性治疗，治疗期间严格遵循注意事项。

思维导图

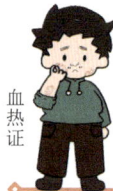
血热证

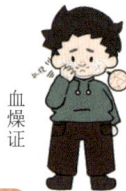
血燥证

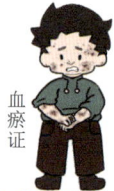
血瘀证

概述

银屑病，中医称白疕，是一种多基因遗传决定的、多环境因素刺激诱导的免疫异常性慢性炎症性增生性皮肤病。临床表现为皮损边界清楚，红色斑丘疹，表面覆盖多层银白色鳞屑，轻轻搔抓易脱落，露出淡红色半透明薄膜，刮去薄膜可见点状出血

病理特征

组织病理表现为表皮过度增殖、伴角化不全及真皮淋巴细胞浸润，辅助T细胞(Th)为主的T细胞免疫异常是其主要病理特征

辨证分型

血热证
皮疹色红，新出皮疹不断增多，鳞屑较多，易于剥除，基底有点状出血，瘙痒，皮损潮红，伴便干尿黄

血燥证
皮损淡红，皮肤皲裂，鳞屑干燥肥厚，瘙痒剧烈，伴口干咽燥、便秘

血瘀证
皮损反复不愈，多呈斑块状，颜色暗红，鳞屑较厚，女性可有痛经

银屑病

火针疗法

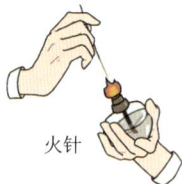
火针

主穴
大椎、肺俞、曲池、合谷、血海、三阴交、足三里、风市

作用
清热解毒，生肌敛疮，祛风止痒，散结消肿

操作
将火针置于酒精灯火焰上方烧灼至通红（针具烧灼长度根据针刺深度而定），速进疾出

治疗时间与疗程
隔日1次，10次为1个疗程

注意事项
针刺的深度要根据病情、体质、年龄以及针刺部位的肌肉厚薄和血管深浅而定

为防遗留瘢痕，一般面部不用火针

局部呈现红晕或红肿未完全消除，则应避免洗浴，不宜用手抓挠，以防感染

优势特色
借助火力，温通经络：借火热之力，亦起到艾灸之功，达到温通经络的作用

大开其孔，驱邪外出：借助火力，灼烙腧穴，出针后其针孔不会很快闭合，开泻腠理，使风寒湿等无形之邪，均可从针孔直接排出体外

行气开郁，以热引热：血热之证，由于局部火郁而毒生，往往出现红肿热痛等表现，火针借火力强开其门，引动火热毒邪直接外泻，从而使热清毒解

自血穴位注射疗法

主穴
曲池、足三里、血海

配穴
血热证 ◆—— 大椎
血燥证 ◆—— 三阴交
血瘀证 ◆—— 膈俞

操作
选用2～5mL一次性无菌注射器（带6～7号注射针头），从肘正中静脉抽取自体全血后即刻注入相应穴位，一般每次注射2～4个穴位，全部操作过程2～3分钟

治疗时间与疗程
每周1次，4次为1个疗程，一般治疗4～5个疗程

注意事项
穴位注射后，有局部疼痛或不适属正常现象，一般2～3天可自行消失

治疗期间忌食发物

治疗期间宜配合维生素E乳膏、凡士林乳膏外涂患处或全身皮肤

如发热体温超过38℃者不宜治疗

知识拓展

自血穴位注射疗法治疗银屑病的疗效机制

银屑病是免疫异常引起以红斑、鳞屑为主要表现的慢性复发性炎性疾病，其发病机制尚不完全清楚，但普遍认为与T淋巴细胞介导的免疫反应有关。研究表明，多种细胞因子与银屑病的发生发展相关，如IL-17、IL-22、TNF-α、IFN-γ等。自血穴位注射疗法对慢性荨麻疹、变应性鼻炎、过敏性哮喘、特应性皮炎等过敏性、自身免疫性疾病疗效良好，与其活化调节性T细胞（Treg）功能、调节T淋巴细胞免疫平衡、诱导免疫耐受有关。

Th17细胞主要分泌IL-17、IL-22等细胞因子，IL-10是Treg细胞的特征性细胞因子。研究表明，银屑病患者外周血中IL-17、IL-22水平显著高于正常人，而IL-10水平下降，自血穴位注射疗法可提高患者外周血IL-10水平，抑制IL-17和IL-22表达，调节Th17/Treg免疫平衡，抑制免疫炎症，达到治疗银屑病的目的。这也是中医"调和阴阳、以平为期"理论的体现。

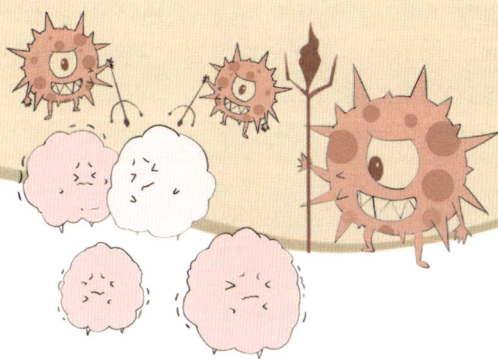

巩固提高

1. 以下哪项不是银屑病的常见临床表现？（单选）
A. 皮损边界清楚，轻轻搔抓易脱落
B. 表面覆盖多层银白色鳞屑
C. 刮去薄膜可见点状出血
D. 皮肤苔藓样变

2. 以下关于自血穴位注射疗法治疗银屑病疗效机制的说法，哪项不正确？（单选）
A. 活化调节性 T 细胞（Treg）功能
B. 调节 Th17/Treg 免疫平衡
C. 下调 IL-10 水平
D. 诱导免疫耐受

3. 以下关于火针疗法优势特色的说法，哪几项正确？（多选）
A. 借助火力，温通经络
B. 大开其孔，驱邪外出
C. 对穴位产生刺激量小
D. 行气开郁，以热引热

4. 以下关于自血穴位注射疗法治疗银屑病的选穴，哪几项正确？（多选）
A. 主穴——曲池、足三里、血海
B. 血热证——大椎
C. 血燥证——三阴交
D. 血瘀证——膈俞

5. 以下哪几项属于银屑病的辨证分型？（多选）
A. 血热证
B. 血燥证
C. 血虚证
D. 血瘀证

扫码获取
▶ 穴位视频
▶ 专题知识
▶ 速记歌诀
▶ 参考答案

美容贴士

居家艾灸辅助治疗血瘀证银屑病

【主症】皮损暗红、肥厚浸润、经久不退、肌肤甲错，面色黧黑或唇甲青紫，女性月经色暗，或夹有血块。

【主穴】阿是穴（皮损局部）。

【配穴】足三里、血海、气海。

【操作方法】将市售艾条置于穴位上悬灸，或将温灸器、随身灸固定在穴位上施灸，施灸后以穴位处潮红或温热为宜。

【治疗时间与疗程】每次30分钟，每周3次，8周为1个疗程。

【方义】血瘀证银屑病皮损处多气血瘀滞不畅，瘀血不去，新血不生，皮肤失去气血濡养，则出现上述诸症。艾灸借助火热之力，起到温通经络、活血化瘀的作用。艾灸阿是穴可促进局部皮损瘀血消散；足三里善调理脾胃，助气血生化；血海善活血化瘀；气海可温补肾气，治病求本；诸穴合用，辅助治疗血瘀证银屑病皮损经久不退。上述穴位均为临床常用穴位，分布于腹部和下肢区域，容易选取和自行施灸操作，可在医生指导下由患者自行家中操作，发挥艾灸疗法简、便、验、廉的优势。

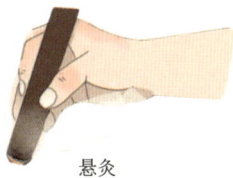

悬灸

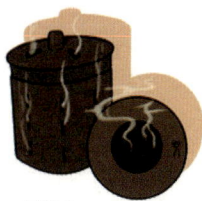

随身灸

③ 扫除身上雪花——白癜风

课前导读

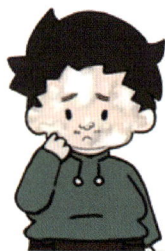

甄医生，我得白癜风有好多年了，这几年似乎又加重了很多。

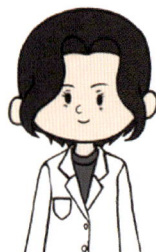

请问症状持续多长时间了？是否有明确的诱发或加重因素？

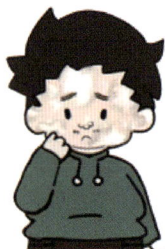

症状已有十余年，主要与熬夜、饮酒等因素相关。

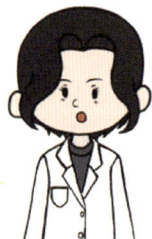

白癜风是自身免疫性皮肤疾病，病因复杂，目前尚没有根治措施，建议规范治疗，能一定程度控制症状。

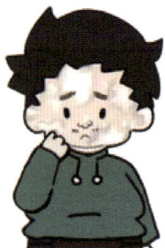

有哪些治疗方法？

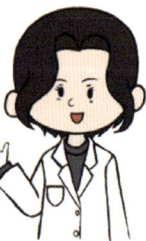

针灸疗法中主要有火针疗法、自血穴位注射疗法可以治疗本病。我先给您完善一下相关检查，再确定治疗方案。

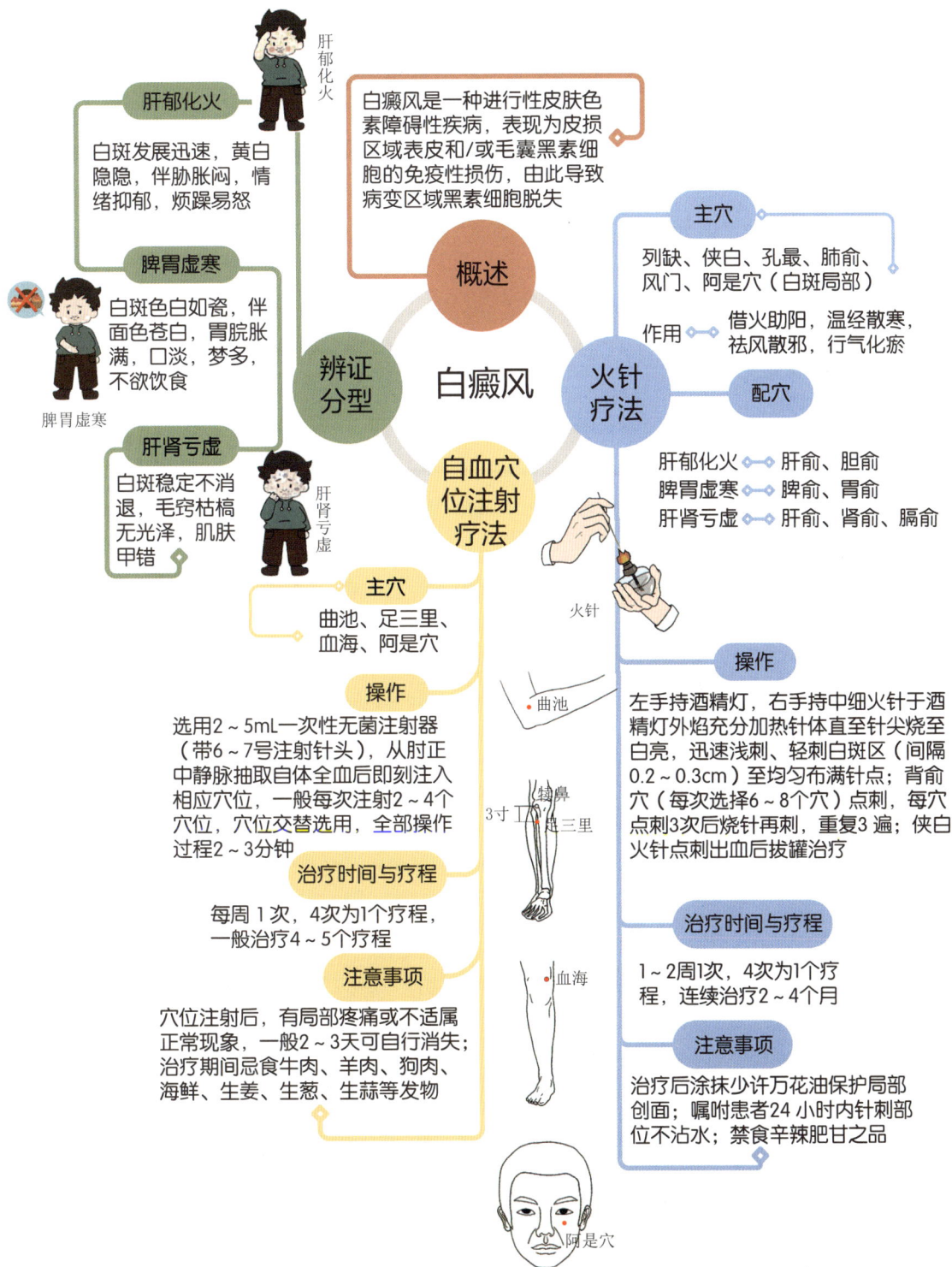

思维导图

白癜风

概述
白癜风是一种进行性皮肤色素障碍性疾病，表现为皮损区域表皮和/或毛囊黑素细胞的免疫性损伤，由此导致病变区域黑素细胞脱失

辨证分型

肝郁化火
白斑发展迅速，黄白隐隐，伴胁胀闷，情绪抑郁，烦躁易怒

脾胃虚寒
白斑色白如瓷，伴面色苍白，胃脘胀满，口淡，梦多，不欲饮食

肝肾亏虚
白斑稳定不消退，毛窍枯槁无光泽，肌肤甲错

火针疗法

主穴
列缺、侠白、孔最、肺俞、风门、阿是穴（白斑局部）

作用
借火助阳，温经散寒，祛风散邪，行气化瘀

配穴
肝郁化火 ◁ 肝俞、胆俞
脾胃虚寒 ◁ 脾俞、胃俞
肝肾亏虚 ◁ 肝俞、肾俞、膈俞

火针

操作
左手持酒精灯，右手持中细火针于酒精灯外焰充分加热针体直至针尖烧至白亮，迅速浅刺、轻刺白斑区（间隔0.2～0.3cm）至均匀布满针点；背俞穴（每次选择6～8个穴）点刺，每穴点刺3次后烧针再刺，重复3遍；侠白火针点刺出血后拔罐治疗

治疗时间与疗程
1～2周1次，4次为1个疗程，连续治疗2～4个月

注意事项
治疗后涂抹少许万花油保护局部创面；嘱咐患者24小时内针刺部位不沾水；禁食辛辣肥甘之品

自血穴位注射疗法

主穴
曲池、足三里、血海、阿是穴

操作
选用2～5mL一次性无菌注射器（带6～7号注射针头），从肘正中静脉抽取自体全血后即刻注入相应穴位，一般每次注射2～4个穴位，穴位交替选用，全部操作过程2～3分钟

治疗时间与疗程
每周1次，4次为1个疗程，一般治疗4～5个疗程

注意事项
穴位注射后，有局部疼痛或不适属正常现象，一般2～3天可自行消失；治疗期间忌食牛肉、羊肉、狗肉、海鲜、生姜、生葱、生蒜等发物

·曲池

犊鼻
3寸┐┌·足三里

·血海

·阿是穴

☁ **知识拓展**

白癜风的免疫病理机制与自血穴位注射疗法治疗白癜风的可能机制

　　相关研究表明，TGF-β、IL-17和IL-23的升高与白癜风的发生、病损范围均有密切关系。而自血穴位注射疗法可抑制TGF-β、IL-17和IL-23表达，调节Th1/Th2动态平衡，恢复表皮黑素细胞的正常表达。

　　白癜风患者血清中存在黑素细胞抗体，主要包括酪氨酸酶、酪氨酸酶相关蛋白1（TRP-1）、酪氨酸酶相关蛋白2（TRP-2）。同时，甲状腺自身抗体水平显著升高，主要包括抗甲状腺过氧化物酶抗体（TPO-Ab）、抗甲状腺球蛋白抗体（TG-Ab）和抗甲状腺激素抗体（TH-Ab）。自血穴位注射疗法通过将自体血液中的抗体、细胞因子等活性成分少量多次注射入穴位肌肉组织，对致病性抗体产生中和或抑制效应，发挥抗独特型抗体免疫调节效应，重建机体免疫平衡而治疗本病。

小黑，请问我得白癜风是因为缺少你导致的吗？

1. 以下哪项不是白癜风的常见辨证分型？（单选）

A. 肝郁化火

B. 脾胃虚寒

C. 肝肾亏虚

D. 肺脾气虚

2. 关于火针疗法治疗白癜风的选穴，以下哪项不正确？（单选）

A. 主穴——列缺、侠白、孔最、肺俞、风门、阿是穴（白斑局部）

B. 肝郁化火——太冲、侠溪

C. 脾胃虚寒——脾俞、胃俞

D. 肝肾亏虚——肝俞、肾俞、膈俞

3. 以下关于白癜风免疫病理机制的说法，哪几项正确？（多选）

A. 黑素细胞抗体显著升高

B. 甲状腺自身抗体水平明显高于正常人

C. TGF-β、IL-17、IL-23 升高

D. IgE 介导的疾病

4. 以下关于自血穴位注射疗法治疗白癜风的说法，哪几项正确？（多选）

A. 主穴——曲池、足三里、血海、阿是穴

B. 从肘正中静脉抽取自体全血后即刻注入相应穴位

C. 每周 1 次，4 次为 1 个疗程

D. 穴位注射后，有局部疼痛或不适属正常现象

5. 以下关于情志调理辅助治疗白癜风的说法，哪几项正确？（多选）

A. 七情五志都可导致白癜风的发生和发展

B. 白癜风情志致病多与悲和恐有关

C. 白癜风患者易产生焦虑抑郁情绪加重症状

D. 可采用音乐疗法和情志相胜法辅助治疗

扫码获取
➤ 穴位视频
➤ 专题知识
➤ 速记歌诀
➤ 参考答案

美容贴士

情志调理辅助治疗白癜风

七情五志都可导致白癜风的发生和发展，白癜风情志致病多与怒和思有关，在脏多累及肝和脾，故从肝、脾论白癜风能有满意疗效。同时，白癜风作为一种损美性皮肤病，会对患者的精神和心理造成极大压力，使患者产生焦虑抑郁情绪而影响白癜风皮损的恢复，因此情志调理在白癜风治疗过程中尤为重要。

1.音乐疗法

音乐疗法，即以宫、商、角、徵、羽调式音乐，调节脏腑功能。如宫调式可刺激脾胃，改善患者食少、腹胀等症状；商调式能抑制患者焦虑、躁烦的情绪；徵调式可疏通心经，改善患者心烦、失眠等症状。

（1）宫调式代表曲目：《梅花三弄》《高山》《流水》《阳春》等。

（2）商调式代表曲目：《慨古吟》《长清》《白雪》等。

（3）角调式代表曲目：《列子御风》《庄周梦蝶》等。

（4）徵调式代表曲目：《山居吟》《文王操》《樵歌》《渔歌》等。

（5）羽调式代表曲：《乌夜啼》《雉朝飞》等。

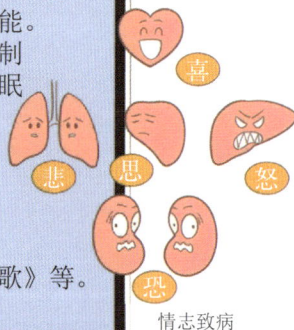

情志致病

2.情志相胜法

根据中医五行生克理论，主动运用某种情志刺激，以抑制患者的病理情志，达到治疗疾病的目的。如悲忧抑郁的患者，治疗时应以喜胜悲，鼓励患者多想高兴的事，保持心情喜悦。

（1）怒胜思：思虑过度的患者，医生通过激怒患者，促进脾胃功能恢复。

（2）恐胜喜：因过喜而致心气涣散的患者，恐惧情绪可以克制过度的喜悦，恢复心神功能。

（3）思胜恐：恐惧引起疾病加重的患者，可通过引导思考，开阔见闻，摆脱恐惧心理，调节肾脏功能。

（4）悲胜怒：愤怒引起的疾病，通过引发患者的悲哀情绪，平息愤怒，调节肝气上逆之证。

（5）喜胜悲：悲哀引起的病症，通过使患者心情愉快，驱散忧愁，调节肺脏功能。

❹ 祛除皮肤尴尬——扁平疣

课前导读

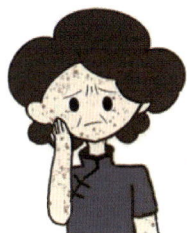

甄医生，我面部、手背多处都长了扁平疣，尝试过激光治疗但效果不理想，容易复发。请问针灸治疗对这种情况有帮助吗？

我看了您的情况，扁平疣全身多发。扁平疣是由HPV感染引起的，与免疫功能失调密切相关。针灸中的一些特色疗法治疗这个疾病效果较好。

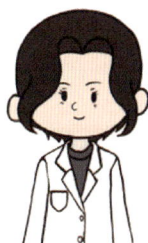

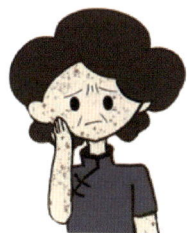

可否介绍一下特色疗法的情况？

目前西医尚无针对HPV特异性的抗病毒药物，激光等疗法可对疣体起到破坏消除作用，但因为潜伏性病毒的存在，很难抑制其复发。针灸治疗有一些特色疗法如火针疗法、自血穴位注射疗法可以治疗本病，减轻症状，在降低复发率方面也有一定的优势。

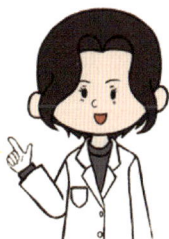

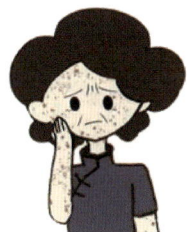

好的，我采用针灸疗法治疗。

可以的，需要规范性治疗，治疗期间严格遵循注意事项。

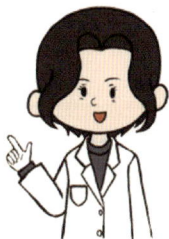

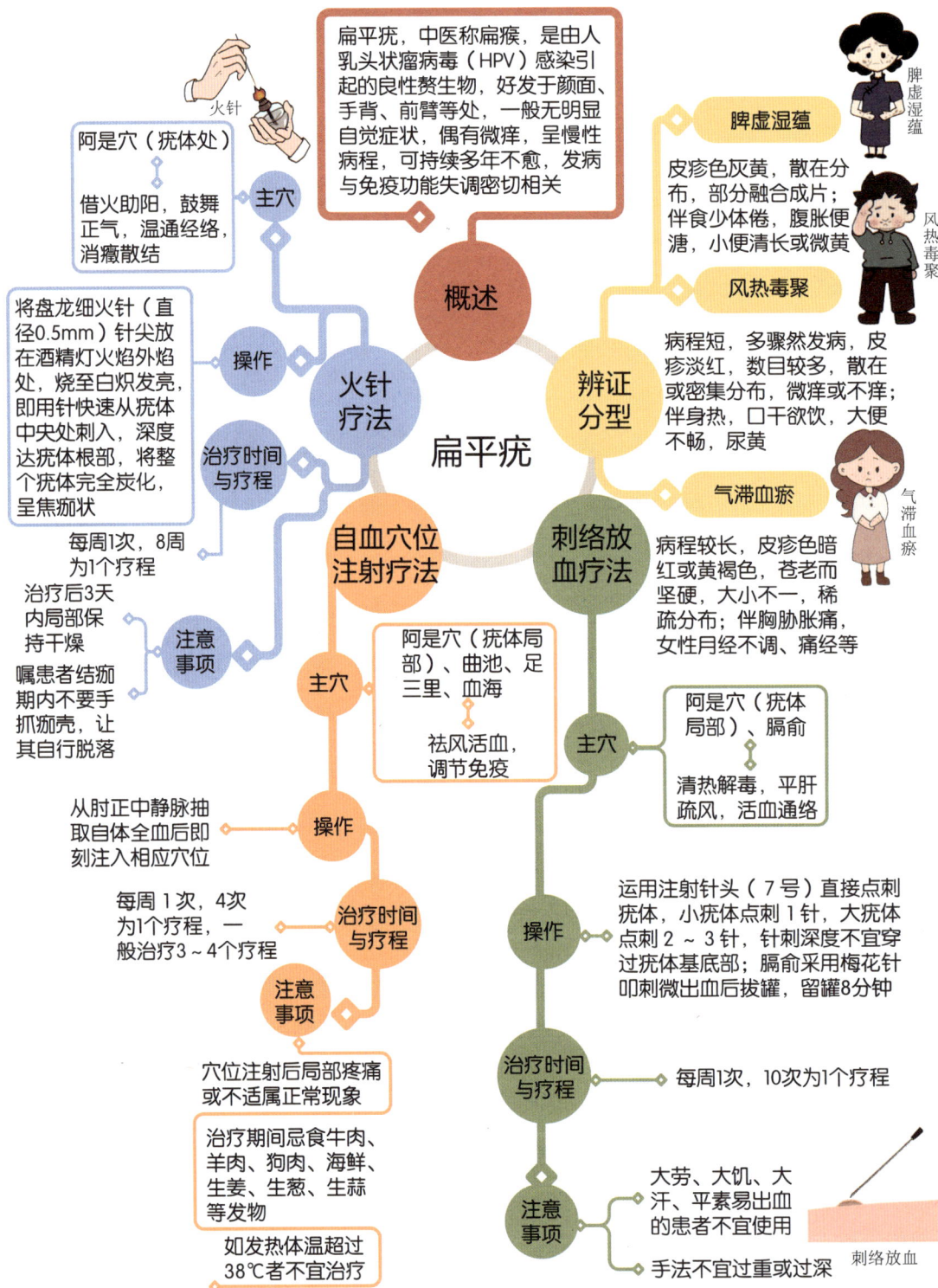

思维导图

扁平疣

概述

扁平疣，中医称扁瘊，是由人乳头状瘤病毒（HPV）感染引起的良性赘生物，好发于颜面、手背、前臂等处，一般无明显自觉症状，偶有微痒，呈慢性病程，可持续多年不愈，发病与免疫功能失调密切相关

辨证分型

脾虚湿蕴
皮疹色灰黄，散在分布，部分融合成片；伴食少体倦，腹胀便溏，小便清长或微黄

风热毒聚
病程短，多骤然发病，皮疹淡红，数目较多，散在或密集分布，微痒或不痒；伴身热，口干欲饮，大便不畅，尿黄

气滞血瘀
病程较长，皮疹色暗红或黄褐色，苍老而坚硬，大小不一，稀疏分布；伴胸胁胀痛，女性月经不调、痛经等

火针疗法

火针

主穴
阿是穴（疣体处）

借火助阳，鼓舞正气，温通经络，消癥散结

操作
将盘龙细火针（直径0.5mm）针尖放在酒精灯火焰外焰处，烧至白炽发亮，即用针快速从疣体中央处刺入，深度达疣体根部，将整个疣体完全炭化，呈焦痂状

治疗时间与疗程
每周1次，8周为1个疗程

注意事项
治疗后3天内局部保持干燥

嘱患者结痂期内不要手抓痂壳，让其自行脱落

自血穴位注射疗法

主穴
阿是穴（疣体局部）、曲池、足三里、血海

祛风活血，调节免疫

操作
从肘正中静脉抽取自体全血后即刻注入相应穴位

治疗时间与疗程
每周1次，4次为1个疗程，一般治疗3~4个疗程

注意事项
穴位注射后局部疼痛或不适属正常现象

治疗期间忌食牛肉、羊肉、狗肉、海鲜、生姜、生葱、生蒜等发物

如发热体温超过38℃者不宜治疗

刺络放血疗法

主穴
阿是穴（疣体局部）、膈俞

清热解毒，平肝疏风，活血通络

操作
运用注射针头（7号）直接点刺疣体，小疣体点刺1针，大疣体点刺2~3针，针刺深度不宜穿过疣体基底部；膈俞采用梅花针叩刺微出血后拔罐，留罐8分钟

治疗时间与疗程
每周1次，10次为1个疗程

注意事项
大劳、大饥、大汗、平素易出血的患者不宜使用

手法不宜过重或过深

刺络放血

知识拓展

中医非药物疗法治疗扁平疣的特色

扁平疣的西医药物治疗以抗病毒、调节免疫等为主，虽可取得一定疗效，但长时间用药可引发较多不良反应，且存在部分患者不耐受、依从性差等弊端。扁平疣的西医非药物治疗包括激光、液氮冷冻等，虽可快速去除疣体，但易遗留瘢痕、色素沉着等，且维持效应短，易复发。

中医非药物疗法如火针疗法、自血穴位注射疗法、刺络放血疗法等在治疗扁平疣方面优势明显，既可单独使用，也可与其他疗法或药物联合使用，具有操作简便、经济安全、便于推广的优势。

1.火针疗法特色

（1）热：根据治疗需要，可将针烧至白亮、通红或微红。若针刺较深，需烧至白亮；若针刺较浅，可烧至通红；若针刺表浅，烧至微红即可。将针在火上烧至白炽发亮，此时针尖的温度高达600～800℃，利用热效应将疣体组织部分破坏、杀灭，针刺周围的疣体连根去除脱落。

（2）快：指针体烧红后刺入人体一定要快，减少患者的痛苦，避免针体冷却后影响治疗效果。

（3）准：指针刺部位及针刺深度一定要准确，避免误伤正常组织，从疣体中央处刺入，深度达疣体根部。

2.自血穴位注射疗法特色

（1）简便易操作，治疗次数少，患者依从性高。

（2）少量多次将自身血液注入穴位肌层，刺激机体免疫反应以清除病毒，疗效持久巩固。

3.刺络放血疗法特色

（1）刺激皮肤表面的疣体，有利于疣体的坏死和脱落。

（2）操作简便易行，但也需密切注意刺络放血疗法治疗扁平疣时出现的特异性改变，如疣体增多、变红、瘙痒等。

1. 以下哪项不是扁平疣的常见临床表现？（单选）

A. 好发于颜面、手背、前臂等处

B. 无明显自觉症状

C. 可持续多年不愈

D. 病程短，有自愈性

2. 以下关于刺络放血疗法治疗扁平疣的说法，哪项不正确？（单选）

A. 运用注射针头（7号）直接点刺疣体

B. 大疣体点刺1针

C. 针刺深度不宜穿过疣体基底部

D. 膈俞采用梅花针叩刺微出血后拔罐，留罐8分钟

3. 关于扁平疣的辨证分型，以下哪项不正确？（单选）

A. 脾虚湿蕴

B. 瘀血阻络

C. 风热毒聚

D. 气滞血瘀

4. 以下关于火针疗法治疗扁平疣优势特色的说法，哪几项正确？（多选）

A. 根据治疗需要，可将针烧至白亮、通红或微红

B. 利用热效应将疣体组织部分破坏、杀灭，针刺周围的疣体连根去除脱落

C. 针体烧红后刺入人体一定要快，减少患者的痛苦，避免针体冷却后影响治疗效果

D. 从疣体中央处刺入，深度达疣体根部

5. 以下关于麦粒灸法治疗扁平疣的说法，哪几项正确？（多选）

A. 主穴选阿是穴

B. 烧至皮肤有隐约痛感且疣体呈焦痂状

C. 每日1次，直至扁平疣被完全剥离

D. 灸后可能遗留瘢痕

扫码获取
▶ 穴位视频
▶ 专题知识
▶ 速记歌诀
▶ 参考答案

美容贴士

麦粒灸加三棱针挑刺治疗扁平疣

【主穴】阿是穴（皮损局部）。

【操作方法】常规消毒扁平疣区域后涂少量凡士林(以粘住艾炷)。取清艾绒少许制成2mm×3mm麦粒大小艾炷，放置于扁平疣之上方，用线香点燃艾炷上端，烧至皮肤有隐约痛感且疣体呈焦痂状，连续施灸5壮。操作时可用特定电磁波谱治疗器（TDP）照射患部上方，以促进局部血液循环。再次消毒扁平疣区域后，用三棱针挑刺呈焦痂状的扁平疣组织，并用止血钳轻轻予以剥离。

【治疗时间与疗程】每日1次，直至扁平疣被完全剥离，一般2周为1个疗程。

【方义】中医学认为，扁平疣为风热毒邪搏结、气血瘀滞所形成的病理性产物，以麦粒灸配合三棱针挑刺，既可疏风清热、解毒散结，又可温经通络、活血化瘀，标本同治，可有效预防复发。

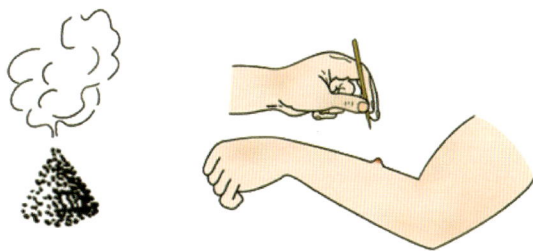

麦粒灸加三棱针挑刺

5 畅享呼吸自由——过敏性鼻炎

课前导读

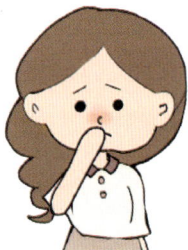

医生，我有过敏性鼻炎，一直反复发作，是否能够根治呢？

鼻炎要检查清楚。确诊为过敏性鼻炎后，采取规范性的治疗方案有望达到无治疗长效临床缓解，通俗来说就是症状缓解，不影响正常学习、工作、生活，短期内不复发。

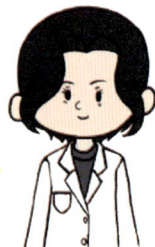

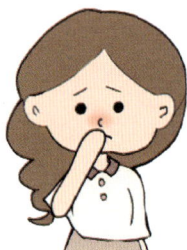

那太好了，我一直尝试各种方法，包括滴鼻，口服中药、西药，一直好好坏坏，特别是季节转换时容易发作。

针灸治疗中的特色疗法如自血穴位注射疗法可以规范治疗本病，天灸疗法等也可起到一定程度的预防复发作用。

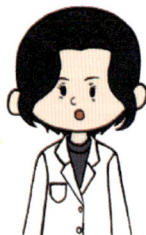

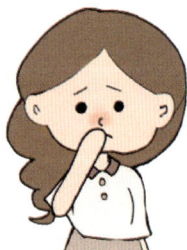

好的，那您开检查给我，我根据您的方案治疗。

可以的，我会根据您的检查结果制订治疗方案。您在接受规范性治疗的同时，还需严格遵循治疗注意事项。

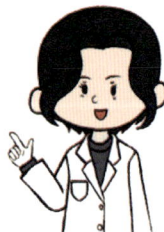

思维导图

过敏性鼻炎

概述
过敏性鼻炎又称变应性鼻炎，中医称之为"鼻鼽"，临床以鼻痒、流涕、喷嚏、鼻塞为主症，发作时多有时间性和季节性，以反复发作、迁延难愈为特点

病理特征
发作时鼻黏膜呈苍白及水肿，IgE介导的Th2型免疫反应为主的变态反应性疾病

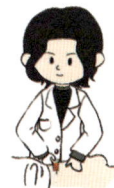

自血穴位注射

辨证分型

脾虚
鼻塞、鼻痒较为严重，打喷嚏、流清水鼻涕较多，嗅觉迟钝，伴有食欲不佳、大便稀溏、气短懒言、四肢困倦

肾虚
鼻痒、打喷嚏、流清鼻涕，伴有面色发白、咳嗽喘息、出汗多、腰膝酸软、小便清长

郁久化热
阵发性喷嚏，流黄稠涕，量多，鼻痒、鼻塞、口干口渴、小便黄、大便秘结

针刺疗法

主穴
鼻三针（迎香、上迎香、印堂）

作用 — 祛风散邪，宣通肺气

配穴
脾虚 — 脾俞
肾虚 — 肾俞
郁久化热 — 曲池

操作
选用直径0.30mm、长25~40mm的毫针。背三针得气后行平补平泻手法，脾俞、肾俞用补法，曲池行泻法

治疗时间与疗程
留针30分钟，每日1次，10次为1个疗程

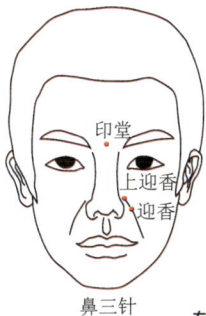

印堂
上迎香
迎香

鼻三针

其他疗法

天灸疗法

主穴
鼻三针（迎香、上迎香、印堂）

配穴
同针刺疗法

操作
于三伏天、三九天将刺激性药物（如白芥子、细辛、大蒜等）研为细末，用姜汁调制后贴敷于穴位或患处，使局部皮肤自然充血、潮红或起疱

治疗时间与疗程
三伏天或三九天每10天1次，一般4次为1个疗程

自血穴位注射疗法

主穴
背三针（大杼、风门、肺俞）

配穴
同针刺疗法

操作
选用2~5mL一次性无菌注射器（带6~7号注射针头），从肘正中静脉抽取自体全血后即刻注入相应穴位，一般每次注射2~4个穴位，穴位交替选用，全部操作过程2~3分钟

治疗时间与疗程
每周1次，4次为1个疗程，一般治疗4~5个疗程

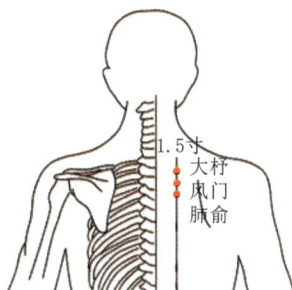

1.5寸
大杼
风门
肺俞

背三针

知识拓展

天灸疗法的优势特色与注意事项

"天"为自然界之意，这里指天然药物，"灸"为施灸，本法通过在特定穴位上贴敷刺激性药物，患者局部感到温热，犹如施灸，故称为天灸，用于治疗某些特定疾病。

1.优势特色

（1）取材自然，犹如施灸：贴敷后皮肤出现红晕，感到温热，犹如施灸，甚至局部皮肤起疱。

（2）冬病夏治，冬病冬防：在夏季天气最热的三伏天，或冬季天气最为寒冷的三九天施灸，对于冬天天气寒冷容易诱发的呼吸系统疾病、消化系统疾病、疼痛性疾病具有预防作用。

（3）适应证广：多用于呼吸系统疾病、慢性胃肠病、亚健康等。

2.注意事项

（1）常规贴敷时长为0.5～1小时，皮肤易过敏者适当缩短时间，如有局部瘙痒、灼热、刺痛，随时取下。

（2）局部出现红晕、轻度热痛感，属正常反应；贴敷后宜保持局部清洁。

（3）如贴敷后出现小水疱，可不做处理待其自然吸收，如水疱较大，可外涂烫伤膏或红霉素软膏，严重时就诊处理。

（4）贴敷期间不宜食用牛羊肉、海鲜等发物。

（5）急性发热、感染性疾病、皮肤溃疡处不宜贴敷。

巩固提高

1. 以下哪项不是过敏性鼻炎的常见临床表现？（单选）
A. 鼻塞
B. 流涕、喷嚏
C. 鼻痒
D. 鼻衄

2. 以下关于自血穴位注射疗法治疗过敏性鼻炎的说法，哪项不正确？（单选）
A. 背三针为主穴
B. 从肘正中静脉抽取自体全血后加入药物后再注入相应穴位
C. 全部操作过程 2 ~ 3 分钟
D. 穴位注射后，有局部疼痛或不适属正常现象

3. 以下关于天灸疗法优势特色的说法，哪几项正确？（多选）
A. 取材自然，犹如施灸
B. 个体化免疫调节
C. 冬病夏治，冬病冬防
D. 适应证广

4. 以下关于穴位按摩治疗过敏性鼻炎的选穴，哪几项正确？（多选）
A. 迎香
B. 印堂
C. 肺俞
D. 第 2 掌骨侧肺穴

5. 以下关于天灸疗法注意事项的说法，哪几项正确？（多选）
A. 常规贴敷时长为 0.5 ~ 1 小时，皮肤易过敏者适当缩短时间
B. 局部出现红晕、轻度热痛感，属正常反应；贴敷后宜保持局部清洁
C. 贴敷后出现小水疱，需将水疱刺破处理
D. 贴敷期间不宜食用牛羊肉、海鲜等发物

扫码获取
► 穴位视频
► 专题知识
► 速记歌诀
► 参考答案

穴位按摩治疗过敏性鼻炎

【选穴】迎香、印堂、第2掌骨侧肺穴。

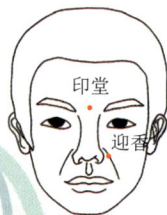

【操作方法】取坐位，用双手食指分别在两侧迎香顺时针按摩200～300次，约3～4分钟；再用右手拇指在印堂顺时针按摩200～300次，约3～4分钟；然后用一手拇指分别在对侧第2掌骨侧肺穴进行顺时针按摩200次，再逆时针按摩200次，约4～6分钟。以穴位局部出现酸、麻、胀、痛感为宜。

【治疗时间与疗程】每周3次，8周为1个疗程。

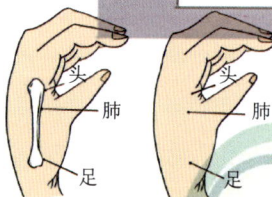

第2掌骨侧肺穴

印堂
迎香

【方义】迎香、印堂分别位于鼻孔两旁、鼻根部，主治鼻塞不通，不闻香臭。第2掌骨侧肺穴是第2掌骨侧针刺疗法中的一个重要穴位，通过手握空拳，掌心横纹尽端与第2掌骨侧交点定位头穴，再从头穴沿第2掌骨侧面向下找到与足穴连线1/4的敏感压痛点作为肺穴。第2掌骨侧为手阳明大肠经所过之处，其相表里经手太阴肺经及同名经足阳明胃经均与之相关联。由于肺经为十二经脉之终始，全身脏腑气血变化均可反应于肺经寸口脉，因此第2掌骨侧肺穴也是十二经脉气血流注的重要部位。针刺或按摩此穴可治疗与肺相关的全身多种疾病。过敏性鼻炎复发率高，穴位按摩简单易操作，坚持按摩可一定程度上减少复发。

❻ 别拿累不当病——慢性疲劳综合征

🌥 课前导读

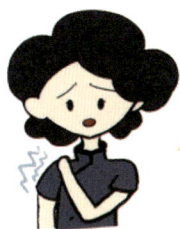

医生，好长时间以来我都感觉提不起精神，记忆力下降，喉咙处有痰吐不出，膝盖、肩部都有酸痛的感觉，这是怎么回事呀？

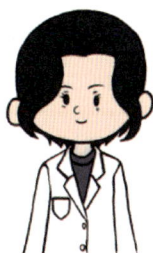

听您的描述，结合您之前的体检结果，排除了相关器质性病变，可以初步诊断为慢性疲劳综合征。

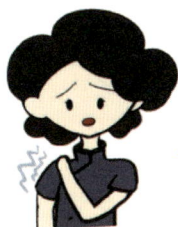

我之前在别的医院医生也是这样说的，也吃了不少药，一开始好一些，后来又很不舒服。

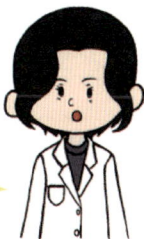

慢性疲劳综合征表现多样，要根据您的情况辨证治疗。

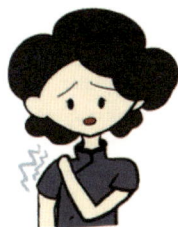

我的睡眠也不好，能否帮我改善睡眠？

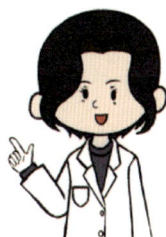

可以的。根据您的情况，建议采用穴位埋线疗法治疗。

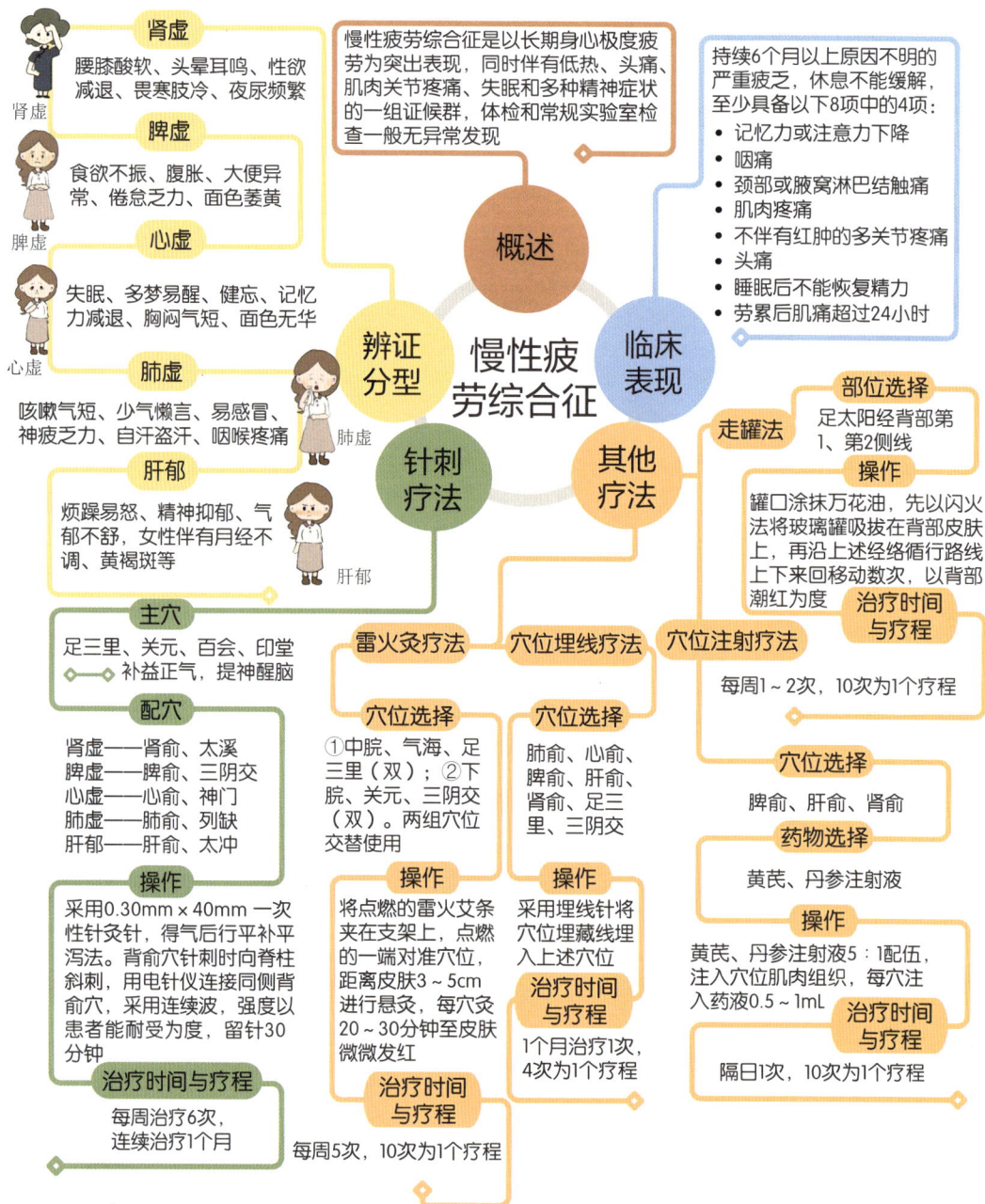

慢性疲劳综合征

概述

慢性疲劳综合征是以长期身心极度疲劳为突出表现，同时伴有低热、头痛、肌肉关节疼痛、失眠和多种精神症状的一组证候群，体检和常规实验室检查一般无异常发现

临床表现

持续6个月以上原因不明的严重疲乏，休息不能缓解，至少具备以下8项中的4项：
- 记忆力或注意力下降
- 咽痛
- 颈部或腋窝淋巴结触痛
- 肌肉疼痛
- 不伴有红肿的多关节疼痛
- 头痛
- 睡眠后不能恢复精力
- 劳累后肌痛超过24小时

辨证分型

肾虚
腰膝酸软、头晕耳鸣、性欲减退、畏寒肢冷、夜尿频繁

脾虚
食欲不振、腹胀、大便异常、倦怠乏力、面色萎黄

心虚
失眠、多梦易醒、健忘、记忆力减退、胸闷气短、面色无华

肺虚
咳嗽气短、少气懒言、易感冒、神疲乏力、自汗盗汗、咽喉疼痛

肝郁
烦躁易怒、精神抑郁、气郁不舒、女性伴有月经不调、黄褐斑等

针刺疗法

主穴
足三里、关元、百会、印堂
补益正气，提神醒脑

配穴
肾虚——肾俞、太溪
脾虚——脾俞、三阴交
心虚——心俞、神门
肺虚——肺俞、列缺
肝郁——肝俞、太冲

操作
采用0.30mm×40mm一次性针灸针，得气后行平补平泻法。背俞穴针刺时向脊柱斜刺，用电针仪连接同侧背俞穴，采用连续波，强度以患者能耐受为度，留针30分钟

治疗时间与疗程
每周治疗6次，连续治疗1个月

其他疗法

走罐法

部位选择
足太阳经背部第1、第2侧线

操作
罐口涂抹万花油，先以闪火法将玻璃罐吸拔在背部皮肤上，再沿上述经络循行路线上下来回移动数次，以背部潮红为度

治疗时间与疗程
每周1~2次，10次为1个疗程

雷火灸疗法

穴位选择
①中脘、气海、足三里（双）；②下脘、关元、三阴交（双）。两组穴位交替使用

操作
将点燃的雷火艾条夹在支架上，点燃的一端对准穴位，距离皮肤3~5cm进行悬灸，每穴灸20~30分钟至皮肤微微发红

治疗时间与疗程
每周5次，10次为1个疗程

穴位埋线疗法

穴位选择
肺俞、心俞、脾俞、肝俞、肾俞、足三里、三阴交

操作
采用埋线针将穴位埋藏线埋入上述穴位

治疗时间与疗程
1个月治疗1次，4次为1个疗程

穴位注射疗法

穴位选择
脾俞、肝俞、肾俞

药物选择
黄芪、丹参注射液

操作
黄芪、丹参注射液5:1配伍，注入穴位肌肉组织，每穴注入药液0.5~1mL

治疗时间与疗程
隔日1次，10次为1个疗程

知识拓展

中医非药物疗法治疗慢性疲劳综合征的特色与注意事项

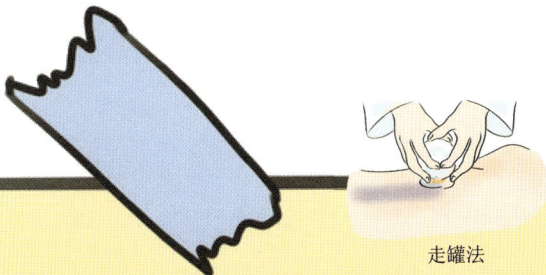

走罐法

1.走罐法

（1）特色

① 动态刺激：罐子在皮肤表面移动产生刮痧的舒经通络、活血、祛湿、止痛等效果。

② 适应证广：可用于面积较大、肌肉丰厚的部位，如腰背部，对治疗脊柱相关疾病、调整脏腑功能等均有广泛适用性。

（2）注意事项

① 走罐后，应嘱患者饮用温开水以促进代谢产物排出体外。

② 年老体弱，女性月经期、孕期等不宜进行走罐治疗。

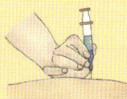

穴位注射疗法

2.穴位注射疗法

（1）特色：为复合疗法，既能发挥黄芪、丹参注射液增强免疫、改善微循环的作用，又能通过穴位刺激调整脏腑功能。

（2）注意事项：穴位局部皮肤溃疡时不宜注射；密切注意用法用量，避免药物不良反应。

雷火灸疗法

3.雷火灸疗法

（1）特色

① 药力峻，火力猛：与普通艾灸相比，雷火灸温度可高达240℃，温经通络效果更佳。

② 渗透力强，灸疗面广：施灸时温热感觉面广，适用于全身症状治疗。

（2）注意事项

① 施灸时间以患者耐受为度，注意避免烫伤。

② 嘱患者治疗后饮用温开水，勿进食辛辣、寒凉食物。

4.穴位埋线疗法

（1）特色

① 以线代针，针线双效。

② 刺激持久，疗效巩固。

③ 操作简便，就诊次数少。

④ 精选组穴，注重敏感穴。

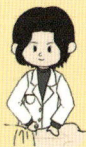

穴位埋线疗法

（2）注意事项

① 术后1～2天不污染针孔，保持创面清洁、干燥；埋线3天内避免食用鱼腥及发物。

② 局部皮肤感染、溃疡、感冒发热、月经期、有出血倾向者均不宜埋线。

1. 以下哪项不是慢性疲劳综合征的常见临床表现？（单选）
A. 低热、头痛
B. 失眠和多种精神症状
C. 无明显自觉症状
D. 肌肉关节疼痛

2. 以下关于针刺疗法治疗慢性疲劳综合征的说法，哪项不正确？（单选）
A. 主穴为足三里、关元、百会、印堂
B. 肾虚者配肾俞、太溪
C. 背俞穴针刺时向脊柱斜刺
D. 心虚者配肺俞、列缺

3. 以下关于雷火灸疗法治疗慢性疲劳综合征优势特色的说法，哪几项正确？（多选）
A. 药火峻，火力猛
B. 雷火灸温度可高达 240℃
C. 渗透力强，灸疗面广
D. 刺激持久，疗效巩固

4. 以下关于穴位注射疗法治疗慢性疲劳综合征的说法，哪几项正确？（多选）
A. 药物选择——黄芪、丹参注射液
B. 穴位选择——脾俞、肝俞、肾俞
C. 每穴注入药液 0.5 ~ 1mL
D. 复合疗法，可同时发挥药物作用和穴位刺激效应

5. 以下关于走罐法治疗慢性疲劳综合征的说法，哪几项正确？（多选）
A. 动态刺激
B. 适应证广
C. 走罐后，应嘱患者饮用温开水以促进代谢产物排出体外
D. 年老体弱，女性月经期、孕期等不宜进行走罐治疗

扫码获取
➤ 穴位视频
➤ 专题知识
➤ 速记歌诀
➤ 参考答案

慢性疲劳综合征健康教育

建立患者对医生或护士的信赖关系，围绕以下要点进行健康教育：

（1）作息规律：保持每天7～8小时的睡眠时间，避免熬夜。

（2）劳逸结合：调整生活节奏，避免长时间的连续工作和学习。

（3）健康饮食：定时用餐，控制进食总热量，减少不必要的应酬，少吃零食和夜宵。

（4）适度运动：养成运动习惯，每周进行150～300分钟中等强度或75～150分钟高强度有氧活动。

（5）释放压力：培养发展自己的兴趣和爱好，给负面情绪一个出口，保持积极乐观的生活态度。

（6）需求帮助：寻求专业医护人员的帮助，不要自行查找或服用保健品"治疗"自己的症状，也不要过分依赖某种药物和治疗手段。

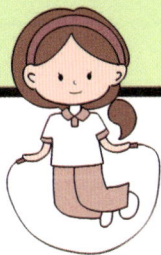

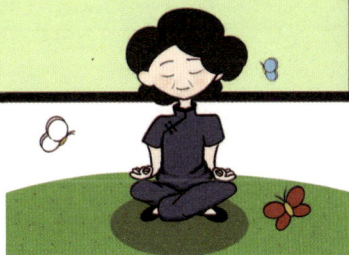